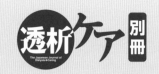

透析ケア 別冊
The Japanese Journal of Dialysis & Caring

患者の質問に困ったときに
パッと読んでサッと回答！

血液透析の
キホンがわかる Q&A
厳選 30

社会医療法人名古屋記念財団
ホスピーグループ腎透析事業部
統括看護部長／慢性腎臓病療養指導看護師

宮下美子 編

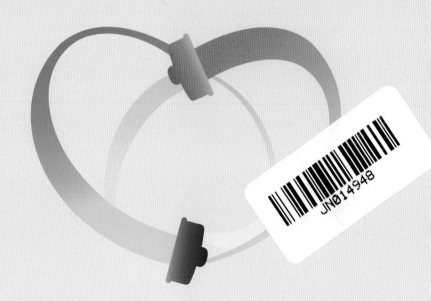

MC メディカ出版

編集にあたって

　ふだん従事している透析室での血液透析について、「知っているけれど、患者に説明しようと思うとうまく言葉にできない」「患者がわかりやすいように説明したい」「なんとなく知っているけれど、人に教えられるほどではないかもしれない……」ということはありませんか？ 本書では、血液透析の基本的な知識を厳選して30個取り上げ、「患者にきちんと説明できるようになる」ことをめざして、解説していただきました。患者にそのまま伝えることができる簡単な回答とくわしく学べる解説で、血液透析と透析患者への理解が深まる一冊です。ぜひ、皆様の日々の看護にお役立てください。

　2024年1月

社会医療法人名古屋記念財団
ホスピーグループ腎透析事業部
統括看護部長／慢性腎臓病療養指導看護師

宮下美子

血液透析の キホンがわかる Q&A 厳選30

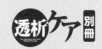

Contents

編集・執筆者一覧

 編集

宮下美子 みやした・よしこ 社会医療法人名古屋記念財団ホスピーグループ腎透析事業部
統括看護部長／慢性腎臓病療養指導看護師

 執筆者（50音順）

相澤 裕 あいざわ・ゆたか 独立行政法人地域医療機能推進機構仙台病院（JCHO仙台病院）看護部 透析看護認定看護師
第2章-Q6・Q7

宇賀神ゆかり うがじん・ゆかり 独立行政法人地域医療機能推進機構大阪病院 看護部 血液浄化センター 腎不全看護認定看護師／
慢性腎臓病療養指導看護師／腎臓病療養指導士／透析技術認定士 第4章-Q20・Q21

産賀知子 うぶか・さとこ 医療法人創和会重井医学研究所附属病院 血液浄化療法センター 課長／
腎不全看護特定認定看護師 第5章-Q24・Q25

大里寿江 おおさと・としえ 医療法人社団腎愛会だてクリニック 栄養科 栄養科長
第4章-Q22・Q23

門嶋洋子 かどしま・ひろこ 社会医療法人名古屋記念財団新生会第一病院 在宅透析教育センター 主任／
腎臓病療養指導士／慢性腎臓病療養指導看護師 第6章-Q26

川口晶代 かわぐち・あきよ 地方独立行政法人岐阜県立多治見病院 中4階病棟／慢性腎臓病療養指導看護師
第1章-Q2

近藤弥生 こんどう・やよい 特定医療法人衆済会増子記念病院 看護部 透析看護認定看護師
第6章-Q29・Q30

酒井かおり さかい・かおり 医療法人ネフロハス 手稲ネフロクリニック 総括部長／慢性腎臓病療養指導看護師／
腎代替療法専門指導士／透析技術認定士 第2章-Q10・Q11

篠原謙太 しのはら・けんた 日本赤十字広島看護大学 看護学部 助教／透析看護認定看護師
第2章-Q8・Q9

田中順也 たなか・じゅんや 地方独立行政法人堺市立病院機構堺市立総合医療センター 腎・透析センター 看護責任者／
慢性疾患看護専門看護師 第2章-Q4・Q5

人見泰正 ひとみ・やすまさ 特定医療法人桃仁会病院 臨床工学部 部長
第3章-Q14・Q15

星井英里 ほしい・えり 岡崎市民病院 看護局 透析看護認定看護師／腎代替療法専門指導士
第6章-Q27・Q28

松岡由美子 まつおか・ゆみこ 医療法人財団百葉の会銀座医院上野透析クリニック 透析室看護師長／透析看護認定看護師／
慢性腎臓病療養指導看護師 第1章-Q1・第2章-Q3

南 伸治 みなみ・しんじ 医療法人大地／医療法人大空 マネージャー／透析技術認定士
第3章-Q16・Q17

森上辰哉 もりがみ・たつや かいべ循環器・透析クリニック 技術顧問／血液浄化専門臨床工学技士
第3章-Q18・Q19

山本裕美 やまもと・ひろみ 医療法人社団藍蒼会しもかどクリニック 看護師長／慢性腎臓病療養指導看護師
第2章-Q12・Q13

本書で使用している略語一覧

ACE	angiotensin converting enzyme　アンジオテンシン変換酵素
ADL	activities of daily living　日常生活動作
ALT	alanine transaminase　アラニンアミノ基転移酵素
APD	automated peritoneal dialysis　自動腹膜透析
AST	aspartate aminotransferase　アスパラギン酸アミノ基転移酵素
ATA	asymmetrictriacetate　アシンメトリックトリアセテート
AVF	arteriovenous fistula　自己血管内シャント
AVG	arteriovenous graft　人工血管内シャント
BUN	blood urea nitrogen　血中尿素窒素
BV	blood volume　ブラッドボリューム
CAPD	continuous ambulatory peritoneal dialysis　連続携行式腹膜透析
CKD	chronic kidney disease　慢性腎臓病
CKD-MBD	CKD-mineral and bone disorder　CKD に伴う骨・ミネラル代謝異常
CTA	cellulose triacetate　セルローストリアセテート
CTR	cardiothoracic ratio　心胸比
DW	dry weight　ドライウエイト
ECUM	extracorporeal ultrafiltration method　体外限外濾過法
eGFR	estimated glomerular filtration rate　推算糸球体濾過量
ESKD	end-stage kidney disease　末期腎不全
EVAL	ethylene vinyl alcohol　エチレンビニルアルコール
hANP	human atrial natriuretic peptide　ヒト心房性ナトリウム利尿ペプチド
HD	hemodialysis　血液透析

HDF	hemodiafiltration　血液透析濾過
HF	hemofiltration　血液濾過
MFICU	maternal fetal intensive care unit　母体胎児集中治療室
NICU	neonatal intensive care unit　新生児特定集中治療室
NT-proBNP	N-terminal prohormone of brain natriuretic peptide ヒト脳性ナトリウム利尿ペプチド前駆体 N 端フラグメント
PAN	polyacrylonitrile　ポリアクリロニトリル
PD	peritoneal dialysis　腹膜透析
PES	polyethersulfone　ポリエーテルスルホン
PEPA	polyester polymer alloy　ポリエステル系ポリマーアロイ
PL	phospholipids　ホスホリピッド
PMMA	poly methyl methacrylate　ポリメチルメタクリレート
PS	polysulfone　ポリスルホン
QOL	quality of life　生活の質
RC	regenerated cellulose　再生セルロース
TMP	transmembrane pressure　膜間圧力差
TPL	thromboplastin　トロンボプラスチン
UFR	ultrafiltration rate　除水速度
VA	vascular access　バスキュラーアクセス

第 11 章

透析導入

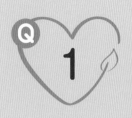

Q1 どうなったら透析療法を 始めなければならないの？ 開始基準はあるの？

医療法人財団百葉の会銀座医院上野透析クリニック 透析室看護師長／透析看護認定看護師／慢性腎臓病療養指導看護師

松岡由美子 まつおか・ゆみこ

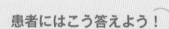

患者にはこう答えよう！

　腎臓は、体に溜まった老廃物や過剰な水分を血液から濾過して、1日に1〜2Lの尿にして排泄します。血液の酸塩基平衡の調整やホルモンを生成するはたらきもしています。腎臓の機能が低下するとこれらのはたらきができなくなり、尿毒症を発症します。腎機能が正常の10〜15％以下になると命にかかわるため、腎代替療法が必要になります。厚生労働省の「透析導入適応の基準」を参考に、患者の状態を加味して透析導入時期を検討します。

腎臓のはたらき

　尿には、体にとって不要な水や電解質、老廃物や酸が含まれています。腎臓が機能しなくなると尿をつくることができなくなるため、これらのものを体外に排泄できません。たんぱく質の最終代謝産物である尿素の排泄や体内水分量の調整、ナトリウムやカリウム、無機リン、マグネシウムなどの電解質や酸塩基平衡の調整ができなくなります。

　また、腎臓はホルモンも生成しています。腎臓のはたらきが低下すると、血液をつくるエリスロポエチン、血圧の調整に関与するレニン、骨代謝に関与するビタミンDの活性化もできなくなってしまいます。これにより、体液の貯留や酸塩基平衡の異常、電解質の異常などが起こり、高血圧や不整脈、貧血、高カリウム血症、代謝性アシドーシス、内臓機能の低下などをひき起こします。

表 慢性腎不全透析導入基準（文献1、2を参考に作成）

Ⅰ．臨床症状

1. 体液貯留（全身性浮腫、高度の低たんぱく血症、肺水腫）
2. 体液異常（管理不能の電解質・酸塩基平衡異常）
3. 消化管症状（悪心、嘔吐、食欲不振、下痢など）
4. 循環器症状（重篤な高血圧、心不全、心包炎）
5. 神経症状（中枢・末梢神経障害、精神障害）
6. 血液異常（高度の貧血症状、出血傾向）
7. 視力障害（尿毒症性網膜症、糖尿病網膜症）

＊これら1〜7小項目のうち3個以上のものを高度（30点）、2個を中等度（20点）、1個を軽度（10点）とする

Ⅱ．腎機能

・血清クレアチニン8mg/dL以上（クレアチニンクリアランス10mL/分未満）：30点
・血清クレアチニン5〜8mg/dL未満（クレアチニンクリアランス10〜20mL/分未満）：20点
・血清クレアチニン3〜5mg/dL未満（クレアチニンクリアランス20〜30mL/分未満）：10点

Ⅲ．日常生活障害度

・尿毒症症状のため起床することができない（高度）：30点
・日常生活が著しく制限される（中等度）：20点
・通勤、通学、家庭内労働が困難となった（軽度）：10点

Ⅰ〜Ⅲの合計60点以上を**透析導入**とする

＊ただし、10歳以下の年少者や65歳以上の高齢者、全身性血管合併症のあるものについては10点を加算

腎機能が低下すると……

　腎機能が低下し末期腎不全に至ると、患者は全身倦怠感や息苦しさ、食欲低下、吐き気などの尿毒症症状が強くなり、日常生活に障害が生じます。体液過剰でむくみが出るようになり、顔や手足だけでなく肺にも水が溜まるため、湿性の咳嗽や泡が混ざった透明の痰が出たり、すこし歩いただけでも息切れして呼吸が苦しくなったりします。粘膜もむくむため、咳込むと血痰が出たり、鼻を強くかむと鼻出血を起こしたりすることがあります。就寝後しばらくすると呼吸困難になり、起き上がると呼吸が楽になる発作性夜間呼吸困難が生じるようになると、心不全を起こしている可能性が高いです。

　薬物療法や食事療法で症状の緩和が図れなくなると、腎代替療法が必要になります。腎代替療法は透析療法と腎移植に分けられます。透析療法には血液透析と腹膜透析があり、腎移植には生体腎移植と献腎移植があります。

透析導入の基準

腎機能の評価としては、推算糸球体濾過量（eGFR）が用いられています。eGFRと尿中蛋白・クレアチニン比（UPCR）（糖尿病では尿中アルブミン・クレアチニン比［UACR］）から、慢性腎臓病の重症度が決められます。

透析導入の時期としては、1991年に公表された「透析導入基準（旧厚生省研究班作成）」の「Ⅰ. 臨床症状」、「Ⅱ. 腎機能」、「Ⅲ. 日常生活障害度」において、合計60点以上になった場合に透析導入を考慮します。ただし、10歳以下の年少者や65歳以上の高齢者、全身性血管合併症のある人については10点を加算します（表）[1, 2]。

現在では、透析導入となる患者が高齢化しており、筋肉量の低下を加味した指標が必要になってきているため[3]、2013年に日本透析医学会はGFRをもとにした血液透析開始基準を作成しています[3]。

一般に、GFR＜15mL/分/1.73m^{2}で、腎代替療法の開始を考慮しますが、高カリウム血症やうっ血性心不全、高度のアシドーシス、尿毒症による脳症、心内膜炎などが認められる場合は、それに至らなくても透析導入になります。また、無症状であっても残腎機能の点からGFR＜2mL/分/1.73m^{2}までには透析導入を考慮する[3]ことが推奨されています。

K/DOQIガイドラインでは、eGFR＜15mL/分/1.73m^{2}に至らなくても、体重減少や低栄養状態を認めたら透析導入を推奨する[3]としています。うっ血性心不全などで緊急に透析を導入する非計画導入は予後不良因子となるため、eGFRだけでなく、年齢、原疾患、臨床症状など患者の状態を重視して計画的に透析導入を進めることが重要です。

引用・参考文献

1) 川口良人. 透析導入ガイドラインの作成に関する研究. 平成3年度厚生科学研究. 腎不全医療研究事業報告書. 1992, 125-32.
2) 土井俊樹ほか. 透析導入基準（旧厚生省研究班作成）を透析医はいかに使用し，また評価しているか？ 日本透析医学会雑誌. 42 (11), 2009, 879-84.
3) 日本透析医学会. 維持血液透析ガイドライン：血液透析導入. 日本透析医学会雑誌. 46 (12), 2013, 1107-55.
4) 松岡由美子ほか. "腎臓病の基礎：腎疾患と腎代替療法". これならわかる！ 透析看護：観察・ケア・トラブル対策・支援. 東京, ナツメ社, 2022, 16-23.

Q2 糖尿病患者が腎不全になるのはなぜ？

地方独立行政法人岐阜県立多治見病院 中4階病棟／慢性腎臓病療養指導看護師
川口晶代 かわぐち・あきよ

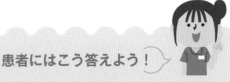

患者にはこう答えよう！

　糖尿病には、糖尿病性腎症という合併症があります。糖尿病性腎症は、高血糖が続くことで腎臓に負担がかかってしまい、腎不全になる病気です。はじめは自覚症状がほとんどなく、ゆっくりと気がつかないうちに腎臓が悪くなることが多いです。初期の症状である微量アルブミン尿を認める時期から十分な治療を行うことで、腎不全への進行を防ぐことも可能です。食事療法、薬物療法、生活習慣の改善を行い、糖尿病性腎症の発症や悪化の予防に努めましょう。

糖尿病性腎症とは

　糖尿病には高血糖が長く続くことで起こる三大合併症があり、糖尿病性腎症はその一つです。糖尿病性腎症では、高血糖によって糸球体にある細胞で細胞内代謝異常（過剰なブドウ糖を分解する代謝経路の活性亢進）が起こり、腎臓の負担になる物質も産生されます。また、糸球体内圧が亢進することによる過剰濾過が起こります。糖尿病性腎症は透析導入患者の原疾患の約4割ともっとも多く[1]、心血管疾患リスクの上昇や患者の生活の質（QOL）にも影響します。そのため、末期腎不全や心血管疾患の発症・進行予防を目的として、血糖のコントロールや血圧の管理、脂質の管理、肥満の改善、禁煙を行います。

表 糖尿病性腎症病期分類（文献2を参考に作成）

病期	第1期 正常 アルブミン尿期	第2期 微量 アルブミン尿期	第3期 顕性 アルブミン尿期	第4期 GFR高度低下・ 末期腎不全期	第5期 腎代替療法期
尿中アルブミン・ クレアチニン比 （UACR、mg/g） あるいは 尿中蛋白・ クレアチニン比 （UPCR、g/g）	UACR 30未満	UACR 30～299	UACR 300以上 あるいは UPCR 0.5以上	問わない	透析療法中 あるいは 腎移植後
GFR（eGFR） （mL/分/1.73m^2）	30以上	30以上	30以上	30未満	—

それぞれの病期に応じた治療が必要

　糖尿病性腎症の病期は、尿中アルブミン・クレアチニン比あるいは尿中蛋白・クレアチニン比と腎機能の指標となる推算糸球体濾過量（eGFR）により第1期〜第5期に分類されます（表）[2]。第1期・第2期は腎不全への進行を防ぐための重要な時期であり、厳格な血糖コントロールや血圧の管理などを行います。第3期以降では、腎機能低下に伴いインスリンや糖尿病治療薬の排泄が低下することで低血糖を起こすリスクが上がります。低血糖を起こさないよう糖尿病治療薬を調整し、適切に血糖をコントロールしながら腎臓への負担が少ない食事管理を行います。このように、糖尿病性腎症の病期によって治療のポイントが変わるため、糖尿病患者に対してはそのポイントに合わせて食事療法・薬物療法・生活習慣の改善が行えるよう支援します。

糖尿病性腎症の食事療法

1）第1期・第2期

　第1期・第2期の食事療法は、糖尿病食を基本として血糖コントロールに努めます。糖尿病性腎症を含む細小血管症の発症や進行予防は、HbA1c 7.0%未満を目標とします。高齢患者の場合は、日常生活動作（ADL）などから個別に目標を設定します。食塩の過剰摂取は血圧の上

昇を来し、高血圧は腎機能低下を促進させるため、高血圧があれば食塩摂取量を 6g/ 日未満に制限します[3]。

2）第 3 期以降

　第 3 期以降では、腎臓の代償機能が低下してきます。腎機能が低下した状態でたんぱく質を過剰に摂取すると、その代謝産物を排泄するために腎臓に負担がかかるため、第 3 期以降ではたんぱく質の調整・制限を行います。たんぱく質を多く含む食品には、肉や魚、卵などがあります。単に肉や魚などのたんぱく質を多く含む食品の割合を減らすと、エネルギー摂取量が不足してしまうため、不足したエネルギーは炭水化物や脂質で補います。たんぱく質は内臓器官や筋肉などを構成する大事な栄養素でもあるので、正しくたんぱく質の調整・制限を行い、適切にエネルギーを摂取する必要があります。食塩摂取量は 6g/ 日未満とします。また、電解質異常により血清カリウム値が上昇した場合は、野菜やくだもの、海藻類などのカリウムの多い食品を調整・制限したり、カリウムを減らす調理法を取り入れたりします[3]。

3）食事療法への思いに寄り添う

　長い期間、糖尿病食で食事管理をしてきた患者のなかには、たんぱく質を調整・制限し炭水化物や脂質でエネルギーを補うという食事管理に対して、「本当によいのか」と戸惑いや抵抗を感じる人もいます。また、制限される食品が増え「食べるものがない」と感じることがあります。患者から糖尿病性腎症の認識や食事療法への思いを聞きとり、ていねいに説明を行います。また、医師や管理栄養士と連携して患者の食生活での課題を検討し、食品の選びかた・食べかたなど、何をどのように変更するとよいかを具体的に助言し、適切な食事療法が継続できるように支援します。

💙 糖尿病性腎症の薬物療法

　薬物療法では、糖尿病治療薬、降圧薬、脂質異常症治療薬などが処方されます。腎臓のはたらきを補う薬には、カリウム吸着薬やリン吸着薬、球形吸着炭や重炭酸ナトリウムなどがあります。腎機能低下に伴い薬の数が増加し、用法が食前・食直前・食後・食直後・食間というように複雑になります。患者の服薬状況を把握し、薬の一包化、お薬カレンダーの使用、家族のサポートを得るなど、どうしたら薬の管理ができるかを医師や薬剤師とともに検討し調整します。患者や家族には、ブドウ糖やブドウ糖を多く含む飲料を携行しているかどうかを確認し、低血糖時に対応できるよう説明しておきます。

💜 生活習慣の改善

　生活習慣の改善では、肥満の改善や禁煙を行います。運動療法では、減量効果や血糖値の改善、筋力低下予防などが期待できるため、医師に運動制限の有無を確認し、継続可能な目標を患者と一緒に設定します。喫煙は腎機能低下の要因であるため、禁煙指導を行います。浮腫や倦怠感などの症状は第3期以降で認められることが多く、血圧・体重測定や浮腫の観察が腎機能低下による異常の早期発見に役立ちます。血圧の上昇や浮腫、体重の増加があれば食生活や薬の飲み忘れがないかを見直し、息苦しくて横になれない、食事がとれず強い倦怠感があるときなどは速やかな受診が必要であることを説明し、患者が症状に合わせて適切に対処できるように支援します。

💜 引用・参考文献 💜

1） 日本透析医学会. わが国の慢性透析療法の現況（2021年12月31日現在）. 日本透析医学会雑誌. 55（12）, 2022, 665-723.
2） 糖尿病性腎症合同委員会・糖尿病性腎症病期分類改訂ワーキンググループ. 糖尿病性腎症病期分類2023の策定. 日本腎臓学会誌. 65（7）, 2023, 847-56.
3） 日本糖尿病教育・看護学会編. "糖尿病腎症各病期の看護支援". ナースのための糖尿病透析予防支援ガイド. 東京, 日本看護協会出版会, 2015, 52-93.

透析療法

Q3 透析では何を除去しているの？体内に何を入れているの？

医療法人財団百葉の会銀座医院上野透析クリニック 透析室看護師長／透析看護認定看護師／慢性腎臓病療養指導看護師
松岡由美子 まつおか・ゆみこ

患者にはこう答えよう！

腎臓は血液を濾過して尿をつくり、尿毒素や過剰な水を体外に排泄します。透析療法は、腎臓の機能を部分的に代償し、腎臓のはたらきを補う治療です。腎臓の糸球体による濾過機能の代わりをする血液浄化器をダイアライザといい、その中には透析液が流れています。ダイアライザの透析膜（中空糸）に血液を通して、体内に貯留した老廃物や過剰な水、電解質を除去するとともに不足しているカルシウムイオンやグルコースを補充します。また、重炭酸イオンを補充して酸塩基平衡を保ちます。

🌱 血液透析の仕組み

腎臓のはたらきが低下すると尿をつくることができなくなるため、透析前の血液には、代謝産物である老廃物（尿毒素）や体にとって過剰な電解質・水が溜まっています。血液透析は血液をダイアライザに送り、その中で血液を濾過して不要な物質や水を透析液側に移動させて除去し、きれいになった血液をふたたび体内に戻します。

日本で多く使われている中空糸型ダイアライザの中には、約1万本の半透膜できたストロー状の透析膜（中空糸）が束ねられています。このストローの中を血液が通り、その外側には透析液が流れています（図1）。透析膜には、目に見えない無数の孔が開いていて、この孔を通りさまざまな物質が出入りしますが、物質の大きさによって孔を通るものと通らないものがあります。半透膜である透析膜を介して血液を透析液に接触させると、尿毒素や過剰な電解質は透

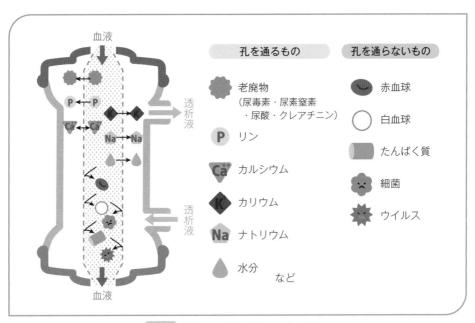

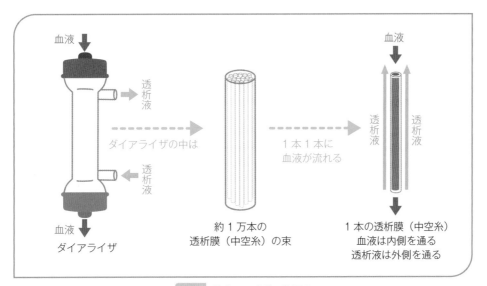

血液

透析液

透析液

血液

ダイアライザ

ダイアライザの中は

約1万本の
透析膜（中空糸）の束

1本1本に
血液が流れる

血液

透析液

透析液

血液

1本の透析膜（中空糸）
血液は内側を通る
透析液は外側を通る

図1 ダイアライザの仕組み

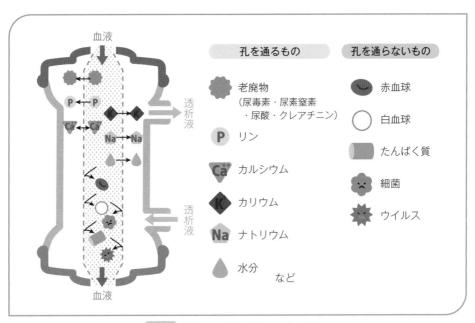

血液

透析液

透析液

血液

孔を通るもの

老廃物
（尿毒素・尿素窒素
・尿酸・クレアチニン）

P　リン

Ca　カルシウム

K　カリウム

Na　ナトリウム

水分　など

孔を通らないもの

赤血球

白血球

たんぱく質

細菌

ウイルス

図2 ダイアライザで行われていること

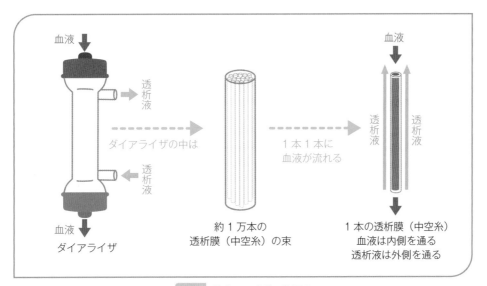

析液側に移動し、除去されます。過剰な水は血液側から透析液側に引っ張る力をかけて吸い出

すようにして除去されます（**図2**）。

　血液中の尿毒素や電解質、水が減少すると血管外に溜まっていたそれらは血管内に移動しま

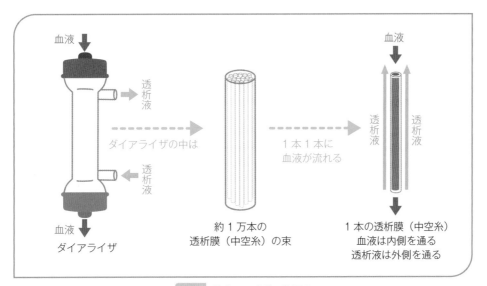

第

2

章

透析療法

す。透析液と何度も接触していくうちに血液はきれいになり、透析後は尿毒素や過剰な水が取り除かれ、電解質も調整された状態になります。

血液透析で行われること

　血液透析では、「尿毒素を取り除く」「過剰な水を取り除く」「カリウム、リンなどの電解質を調整する」「pHを調整する」の4点から血液をきれいにし、調整します。

　血液透析では、透析液の成分によって患者の体から除去されるものと補充されるものがあります。

1）血液透析で除去するもの

●尿素窒素、尿酸、クレアチニン（Cr）

　尿素窒素、尿酸、クレアチニンは、透析液側に移動して除去され、尿毒症を是正します。

●カリウム（K）

　カリウムイオンは適度に交通しますが、透析液のカリウムイオン濃度が2.0〜2.5mEq/Lのため、血液側のカリウムは透析液側に移動して除去され、高カリウム血症を是正します。

●マグネシウム（Mg）

　マグネシウムも適度に交通しますが、透析液のマグネシウムイオン濃度が1.0〜1.2mg/dLのため、透析液側に移動して除去され、高マグネシウム血症を是正します。

●そのほか

　そのほか、β_2ミクログロブリン（β_2-MG）などの体内の不要物質は、透析液側に移動もしくは半透膜に吸着させて除去します。そうすることで、透析アミロイドーシスを予防します。

2）血液透析で調整するもの

●ナトリウム（Na）

　ナトリウムイオンは適度に交通しますが、透析液のナトリウムイオン濃度は、細胞外膜と同じ138〜140mEq/Lで、血清ナトリウム濃度を適正に維持・調整します。

●カルシウム（Ca）

　カルシウムイオンも適度に交通しますが、透析液のカルシウムイオン濃度は、2.5〜3.0mEq/Lで血清カルシウム値に換算すると8.8〜10.1mg/dLです。高カルシウム血症の患者では、カルシウムイオンは透析液側に移動し除去されます。低カルシウム血症の患者では、透析液側から血液側に移動し、カルシウムイオンが補充されます。

●グルコース（Glu）

　グルコースは適度に交通します。透析液のグルコース濃度は100〜150mg/dLで、透析中

の患者の低血糖を防ぎます。

3）血液透析で補充するもの

　重炭酸イオン濃度は 25 ～ 30mEq/L で、透析液側から血液側に移動して代謝性アシドーシスになっている透析患者の体を弱アルカリ性にととのえます。

4）透析膜を通さないもの

　透析膜は、赤血球や白血球、たんぱく質、細菌、ウイルスを通しません。血液中の有用な成分である赤血球や白血球、血漿たんぱく質は透析液側への漏出を防ぎます。また、透析液は滅菌されていないため、菌やエンドトキシンなどの血液側への混入を防ぎます。

5）まとめ

　透析液は、種類によって含まれる成分や濃度が若干異なりますが、体にとって不要な物質や水を除去し、電解質の調整や酸塩基平衡を保つための成分が含まれています。

　分子量にもよりますが、透析液に含まれていない成分や血液より透析液のほうが少ない成分は、血液側から透析液側に移動して除去されます。血液より透析液のほうが多い成分は、透析液側から血液側に移動し補充されます。透析液側と血液側の成分濃度が等しくなると成分の移動は止まります。

🌿 引用・参考文献 🌿

1）　透析療法合同専門委員会編. 血液浄化療法ハンドブック 2022. 東京, 協同医書出版社, 2022, 466p.

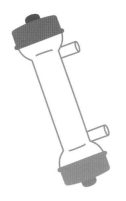

Q4 透析液の種類にはどんなものがあるの？患者によって変えるの？

地方独立行政法人堺市立病院機構堺市立総合医療センター 腎・透析センター 看護責任者／慢性疾患看護専門看護師

田中順也　たなか・じゅんや

患者にはこう答えよう！

　透析液には、一般的に重炭酸透析液と無酢酸透析液があります。近年では、わずかな酢酸でも頭痛や血圧低下など循環動態への影響、気分不快や嘔吐といった消化器症状が出るという報告があります。そのため、体への影響が少ない無酢酸透析液が注目されています。透析液は、全身状態や合併症の程度、透析治療中の血圧低下の有無などの症状の程度に合わせて変更することで改善が期待できるため、一人ひとり変更することが理想だとされています。

透析液の役割

　透析療法では、ダイアライザを介して血液中の老廃物を除去したり、電解質濃度を調整したりしています。これらは血液との濃度差を利用しながら行いますが、その際に必要なのが透析液です。透析液には十分な透析効率を得るために有効な溶質の濃度が確保されており、1分間に500mL程度の流量を確保するためには、患者一人あたり120〜150Lが必要となります。

　透析液は血液との濃度差が大きい場合、「たくさん除去したい物質」を除去します。また、適度な濃度差で「血液側の濃度を変化させたくない物質」を保ったり、透析液側から「血液側へ補充したい物質」を補給するなど、濃度差を調整することでさまざまな役割を果たしています。つまり、透析液には血液中の電解質濃度を調整する役割があります。

透析液の基本条件と組成

　透析液は、直接、患者の血液と物質のやりとりを行うので、安全かつ透析効率を考えた成分が必要です。また、透析液はA剤とB剤を透析用水で約35倍に希釈してつくります。A剤にはナトリウム（Na$^+$）、カリウム（K$^+$）、カルシウム（Ca^{2+}）、マグネシウム（Mg^{2+}）、クロール（Cl$^-$）などの電解質が含まれています。一方、B剤には重炭酸イオン（HCO$_3^-$）が含まれています。透析液に含まれる各成分について説明します。

1) ナトリウム（Na$^+$：透析液濃度 138 〜 140mEq/L）

　血清ナトリウム（Na）値とほぼ同等の濃度に設定されています。血液からのNa除去は、拡散よりも限外濾過（除水）によって行われます。

2) カリウム（K$^+$：透析液濃度 2.0mEq/L）

　高カリウム（K）血症の是正のため、血清K値よりも低い濃度に設定されています。

3) カルシウム（Ca^{2+}：透析液濃度 2.5 〜 3.5mEq/L）

　高リン血症やカルシウム（Ca）吸収異常などで低Ca血症がみられますが、リン吸着薬や活性型ビタミンD$_3$製剤などの投与によって高Ca血症を呈する場合もあるため、長いあいだCa濃度は2.5 〜 3.0mEq/Lの透析液が多く用いられてきました。最近では骨・ミネラル代謝異常に対する投薬の選択肢が増加しており、Ca濃度2.75mEq/Lの透析液も増えてきています。

4) マグネシウム（Mg^{2+}：透析液濃度 1.0mEq/L）

　血清マグネシウム（Mg）濃度は1.5 〜 2.0mEq/Lが基準値であり、同程度の濃度に設定されています。

5) クロール（Cl$^-$：透析液濃度 110 〜 114.5mEq/L）

　塩化Naや塩化Caなどの値に影響されます。血清クロール（Cl）濃度は100mEq/L程度です。

6) 重炭酸イオン（HCO$_3^-$：透析液濃度 25 〜 35mEq/L）

　代謝性アシドーシス是正のため、HCO$_3^-$の補充が必要になります。HCO$_3^-$濃度には25 〜 35mEq/Lがありますが、pH調整のため酢酸が8.0 〜 10.2mEq/L程度添加されています。近年では酢酸の代わりにクエン酸を用いた製剤も出てきています。

血中濃度を変えたい／変えたくない物質

1) 血液側から除去したい物質：尿毒素、K、リン（P）

　積極的に除去したい物質は、尿毒素のほかに、電解質のKとPがあります。これらの透析液

濃度を血液側の濃度より低くして濃度差を大きくすることで、除去できます。前述のとおり、一般的に透析液のK濃度は2.0mEq/Lです。ただし、近年増加している高齢透析患者は食事摂取量が減少していることなどから、透析液のK濃度が2.0mEq/Lでは低K血症になり、心血管イベントの危険性が増えるといわれています。そのためK濃度を通常の濃度よりすこし高い2.3mEq/Lに調整し、低K血症への影響を考慮した透析液も出てきています。

2）血液側の濃度を変えたくない物質：Na、Cl、グルコース（Glu）

血液中のNaやCl、Gluは血漿浸透圧を維持するために必要であり、変動すると循環動態に影響を及ぼします。そのため、透析液では生体側と同じ濃度に設定されます。

3）血液側へ補充したい物質：Ca、HCO_3^-

前述のとおり、一般的な透析液のCa値は2.5〜3.0mEq/Lであり、血液側より高めの濃度に設定されています。ただし、近年では薬剤の開発・普及に伴う病態の変化に合わせ、透析液のCa濃度を調整することが必要とされています。また、透析患者は腎不全によって酸塩基平衡の調整ができずアシドーシスに傾いてしまうため、重炭酸を補充することで是正を図っています。

 患者に合わせた透析液

わが国では同一組成の透析液を効率的に多人数に供給する多人数用透析液供給システムが普及しています。このシステムでは、患者個別に透析液成分を変更する透析処方はできません。一方、個人用透析装置では個別の透析処方は可能ですが、医療スタッフにより多くの労力が必要とされるというデメリットがあります。患者の高齢化や薬剤の多様化が進んでいるなかで、どの透析液が望ましいのかを医療スタッフで話し合い、検討することが重要です。

引用・参考文献

1）村上淳. "血液透析の目的と方法：透析液". 透析看護ケアマニュアル. 川野良子ほか編. 秋葉隆医学監修. 東京, 中山書店, 2014, 63-8.（ケアマニュアル）.
2）功力未夢ほか. "透析液はなぜ必要なの？". 透析療法＆看護のギモン88アンサーブック. 透析ケア2021年夏季増刊. 大阪, メディカ出版, 2021, 62-3.

週3回、1回4時間の根拠は何？ 透析時間を増やすとどうなるの？

地方独立行政法人堺市立病院機構堺市立総合医療センター 腎・透析センター 看護責任者／慢性疾患看護専門看護師
田中順也 たなか・じゅんや

患者にはこう答えよう！

　透析量は透析効率と透析時間のいずれか、または両方で決定します。週3回で1回3時間の透析では死亡リスクが高くなり、4時間以上では死亡リスクが減少することがわかっています。そのためガイドラインでは「週3回4時間以上」が推奨されています[1]。しかし、患者さんの要望や施設の問題、保険制度上の問題から、1回4時間が多いです。透析時間を増やすことで時間あたりの除水量が緩やかになり、安定した透析を可能にします。

 ## 透析時間の現状と適正評価

　2018年末の日本透析医学会の統計調査『わが国の慢性透析療法の現況』によると、施設血液透析では4時間治療（4時間以上4.5時間未満）が68％、平均透析時間は約3.9時間と、過半数の患者が週3回、1回4時間の治療を受けているという結果でした[2]。

　透析療法とは、体の中の尿毒素や余分な水分を除去する治療です。その透析の適正さを評価する際の指標として、尿素の除去状態を評価することが重要だといわれています。その指標には、時間平均尿素窒素濃度、透析前後の血中尿素窒素（BUN）濃度から求める尿素の除去率、さらに透析中および透析間の体重動態を数学的に表したモデルを用いて求める尿素の標準化透析量（Kt/V）などがあります。現在、広く至適透析の指標として用いられているのはKt/Vです。

透析時間と死亡リスク

Kt/V を大きくするためには、透析効率（K）か透析時間（t）のいずれか、あるいはその両方を大きくすることが必要になります。日本透析医学会統計調査結果の解析によると、週3回1回3～5時間の一般的な透析条件において、平均的な1回4時間の透析を基準とすると、それより短い透析時間の患者群において、死亡リスクは透析時間が短いほど高くなります[3]。逆にそれより長い透析時間の患者群の死亡リスクは、透析時間が長いほど低くなることがわかっています。また、国際的な研究であるThe Dialysis Outcomes and Practice Patterns Study（DOPPS）の結果から、透析時間が4時間半に達するまでは、時間が長いほど死亡リスクが低下するという報告もあります[4]。そのため、週3回の血液透析では最低4時間の治療が必要であり、4時間以上が推奨されています。

この週3回、1回4時間の血液透析では十分な腎機能の代行は困難であり、生命を維持するための最低限の治療といえます。しかし、診療報酬や医療資源などの制約、患者の拘束時間、スケジュール管理のしやすさから、4時間透析が標準的になっています。

長時間透析のメリット・デメリット

1）メリット

透析時間を延長すると、除水速度が低減されるため透析中の低血圧発生頻度が低くなること、基礎体重（目標体重）が達成しやすくなるために高血圧管理が容易になることなど、体液量管理の面でも有利と考えられています。また、長時間透析は尿素などの小分子量物質に加え、β_2ミクログロブリン（β_2-MG）など分子量の大きな物質の除去にも有効です。そのため合併症による苦痛が軽減することから、日常生活動作（ADL）や生活の質（QOL）が上昇する可能性が出てきます。

2）デメリット

一方、透析時間を増やすと拘束時間の延長に伴う時間的な負担が大きくなります。さらに、透析施設への通院時間を早める必要があるため、就労時間を短縮することによる経済的負担が生じる可能性もあります。

3）近年の傾向

近年の研究でも長時間透析（週3回6時間以上）や頻回透析（週5回以上）では透析関連合併症を予防し、生命予後を改善させるという報告があります[5]。また、高リン血症が持続している場合なども、透析時間を延長する適応であるといわれています。そこで最近では、長時間

透析を実施する施設が増加しています。さらに睡眠時間を利用して長時間透析を行うオーバーナイト透析や、自宅で患者の生活に合わせて行う在宅血液透析が有用であると考えられるようになり、こちらも微増傾向にあります。

患者のライフスタイルに合わせて調整を

このように、長時間透析はより元気な状態を維持するために有用ですが、拘束時間が長くなるというデメリットもあります。つまり、透析時間の設定は患者のQOLを左右する重要な条件となります。そのため、患者個々のライフスタイルに合わせた柔軟な時間調整が必要です。

引用・参考文献

1) 日本透析医学会. 維持血液透析ガイドライン：血液透析処方. 日本透析医学会雑誌. 46（7）, 2013, 587-632.
2) 日本透析医学会. わが国の慢性透析療法の現況（2018年12月31日現在）. 日本透析医学会雑誌. 52（12）, 2019, 679-754.
3) 鈴木一之ほか. 血液透析条件・透析量と生命予後：日本透析医学会の統計調査結果から. 日本透析医学会雑誌. 43（7）, 2010, 551-9.
4) Saran, R. et al. Longer treatment time and slower ultrafiltration in hemodialysis：Associations with reduced mortality in the DOPPS. Kidney Int. 69（7）, 2006, 1222-8.
5) 日本透析医学会編. 血液透析患者の6年間の生命予後に関与する因子. わが国の慢性透析療法の現況（1999年12月31日現在）. 日本透析医学会雑誌. 34（1）, 2000, 994-1000.
6) 鈴木一之. 透析医が透析患者になってわかったしっかり透析のヒケツ：エビデンスに基づく患者さん本位の至適透析. 改訂2版. 大阪, メディカ出版, 2014, 288p.

Q6 ドライウエイトはどうやって決めるの？どれくらいの頻度で変更するの？

独立行政法人地域医療機能推進機構仙台病院（JCHO仙台病院）看護部 透析看護認定看護師

相澤 裕 あいざわ・ゆたか

患者にはこう答えよう！

　ドライウエイトを決めるのに、とくに期限はありません。胸部エックス線（レントゲン）検査の結果や患者の体調により適宜変更します。透析間で水分が過剰に貯留しても心不全や肺水腫などの生命にかかわる状態にならないように決めています。食事をとらずに痩せてしまったり、運動不足で筋肉が落ちてしまったりするとドライウエイトを下げる必要があるので、十分な食事と運動を心がけることが重要です。

ドライウエイトとは

　腎機能が廃絶し、尿の生成が十分にできなくなると、水分量の調整がうまく行えずに体内の水分量が過多になってしまいます。これを溢水といいます。溢水になると浮腫が生じたり血圧が上昇したりするだけではなく、循環血漿量が増加することから心血管系に負荷がかかり、心不全や肺水腫を来すこともあります。そのため、透析療法では次回の透析までに溢水にならないよう除水を行います。また、そのために目標としているのがドライウエイトです。

　ドライウエイトは Thomson が 1967 年に提唱した概念[1] で「透析療法によって細胞外液量が是正された時点の体重」とされています。その設定方法として、①臨床的に浮腫などの溢水所見がない、②透析による除水操作によって最大限に体液量を減少させたときの体重、③それ以上の除水を行えば、低血圧、ショックがかならず起こるような体重とされ、患者に対して最大限の除水を行ってショック状態になるのを確認して、その体重をドライウエイトとして設定

しました[2]。

　しかし、この定義に基づく除水を行うと、ショック状態に陥るまで除水することとなり、意識消失や強い倦怠感を感じたり、また透析後も日常生活を送ることが困難になったりする可能性があります。そのため、①透析中に急激な血圧低下を来さない、透析が終わってすぐに起き上がることができる、②次回の透析までに心不全や肺水腫など溢水状態にならないことを念頭において、ドライウエイトを設定する必要があります。

❤ ドライウエイトは「目標」であって「ゴール」ではない

　では、どのようにドライウエイトを設定すればよいのでしょうか。具体的には、①透析中の血圧推移、②自宅での血圧の推移、③胸部エックス線検査所見を基本に、皮膚の状態や浮腫の程度、患者の自覚症状（ドライウエイトがきついと倦怠感が生じ、溢水になると息切れが生じる）を総合的に検討し判断する必要があります。

　ドライウエイトはあくまでも目標であってかならずしも到達しなければならない数字ではありません。患者の体調やその日の状態によっても、ふだんなら到達できるのに「ドライウエイトまで除水するときつい」「血圧が下がって除水が行えなかった」ということも多くみられます。かならずしもドライウエイトを達成しなければならないのではなく、週末までに到達するような計画を立てて除水を行うことも一つの方法です。

　また、結婚式や葬式に参列したなど、患者にふだんとは違うイベントなどがあった場合には、かならずしも週末にドライウエイトまで到達しなければならないということはありません。「来週はがんばってドライウエイトまで到達しましょう」と患者と約束することも必要です。その際にはドライウエイトまで到達していないこと、週末の予定などを確認し、除水が十分ではないので溢水から心不全を来しやすい状況であること、とくに週末は中2日空いてしまうので食事（＝食塩量）に注意する必要があることをかならず伝えます。心不全症状などのリスクについてあらかじめ伝えておき、どのような症状が出るのか、症状が出た際にはどうしたらよいのか、自施設へ連絡するべきなのか、提携の救急病院を受診するのかなどを決めておき、どのようなときに連絡をするのかについて指導しておく必要があります。

❤ 患者をしっかり観察する

　透析療法は患者の自己管理があって成り立ちます。そのなかでもとくにドライウエイトの管理は重要です。患者に指導する際、水を飲まないように指導していても塩辛いものを食べてし

まうとどうしても喉が渇き、飲水制限を守ることはできません。人間は摂取した食塩量に応じた飲水（7〜8gの食塩摂取で約1Lの水分摂取）をしないと身体の平衡が保てません。重要なのは飲水制限ではなく食塩を減らすことです。体重増加を厳しく指導されるあまり食事を抜いて透析に来る患者も多くみられますが、患者がきちんと制限の意味を理解しているか、ていねいに確認しながら実際の生活の様子と照らし合わせて体重増加をみていく必要があります。

　また、ドライウエイトがきついために帰宅後に十分な運動や活動が行えない患者も珍しくありません。十分な食事や活動ができないことで、筋肉や脂肪が落ちて痩せを来してしまうと相対的にドライウエイトを下げざるをえず、さらに透析がきつくなってしまいます。医療スタッフはこのことを十分に理解し、自宅での生活に不自由を来していないか、食事だけではなく活動の状況はどうであるかを知り患者に正しい指導をする必要があります。ただし、食塩量を減らしてしまうとうす味になってしまい、とくに高齢者では食事が進まないことも多く、痩せを来してしまうことがあるので注意が必要です。食塩量を減らしながらも、上手に味つけを行う工夫が必要です。

　ドライウエイトの見直しにはとくに決まりはありませんが、血圧が高くなる、もしくは血圧が低下する頻度が多くなったときや、胸部エックス線検査を受けたとき、倦怠感が出たり活力がないと自覚するようなときには見直したほうがよいでしょう。

季節や気温の変化に注意する

　また、季節によってもドライウエイトは変化します。とくに季節の変わり目や急激に気温が変化する時期には突然複数の患者の血圧が高くなったり、血圧低下を来したりすることを経験したことがあります。そのようなときには検査の結果を待たず、患者に無理のない範囲で除水量を調整しドライウエイトを変更していく必要があります。血圧低下が顕著な場合は除水を残して終了し、検査で確認しますが、心不全の既往がある患者などは心不全の悪化で血圧低下を来すこともあるので慎重に調整します。血圧高値の場合は適宜、体外限外濾過法（ECUM）を併用するなど、血圧をモニタリングしながら除水を強化する必要があります。

💮 引用・参考文献 💮

1) Thomson, GE. et al. Hemodialysis for chronic renal failure. Clinical observations. Arch. Intern. Med. 120（2），1967，153-67.
2) 日本透析医学会．維持血液透析ガイドライン：血液透析処方．日本透析医学会雑誌．46（7），2013，587-632.

Q7 血流量はどうやって決めるの？
増やしたほうがいいの？

独立行政法人地域医療機能推進機構仙台病院（JCHO仙台病院）看護部 透析看護認定看護師
相澤 裕 あいざわ・ゆたか

患者にはこう答えよう！

　血流量は一般に患者さんの体格や年齢をもとに決定しますが、ガイドラインや標準的な指標といったものは存在しません。施設ごとの経験によって決められていることがほとんどです。血流量を増やすとダイアライザを通過する血液の量が増えるので、より透析量が増えて老廃物を除去できます。また、血流量だけを増やせばよいわけではなく、透析回数、透析時間をきちんと確保することが重要です。透析量を増やすためには、総合的に透析条件を検討します。

 透析患者の血流量に標準的な指標はない

　血流量は血液ポンプにて調整され1分間あたりの量（mL/分）で表されます。血流量が多いほどダイアライザを通過する血液の量、すなわち浄化される血液の量が増えます。血流量は一般に患者の体格や年齢をもとに決定しますが、ガイドラインや標準的な指標といったものは存在せず、施設ごとの経験によって決められていることがほとんどです。

　日本透析医学会統計調査結果の解析[1, 2]では、200以上220mL/分未満の血流量を基準とした場合、250〜300mL/分程度まで、より多い血流量で死亡リスクが低下する可能性が示唆されています[3]。

血流量を増やすとどうなるか

　血流量を増やすとダイアライザを通過する血液量が増え、ダイアライザで処理される血液の量が増えますが、血流量をむやみに増やしたからといって、時間を短くしたり回数を減らしたりしても変わらない、というわけではありません。

　血流量を増やすと小分子量物質の除去量は増えますが、β_2ミクログロブリン（β_2-MG）や中分子量物質、それより大きい物質の除去量はこれ以外の要素、ダイアライザの膜性能や膜にかける圧などによって異なるからです。

　透析量を確保するために透析条件を見直す場合は、血流量を増やす前に、①透析回数、②透析時間を見直す必要があります。また、透析液流量やダイアライザの特性、クリアランスも重要です。そのため、血流量だけを増やすのではなくトータルで透析条件を検討する必要があります。

　昔の透析では血流量を増やすと動脈から静脈へ血液を流すための抵抗により、膜にかかる圧が上がり除水量が増える、よって血圧が下がるということがありました。現在の透析では除水量は除水ポンプで設定され、血流量を増やしたからといって除水量が増えるということはなく、それに伴う血圧低下が起こることもありません。

　また、血流量を増やすと心臓に還流する血液が増えるから心負荷が増大する、という意見もありますが、一般的な自己血管内シャントであれば、シャントに流れてきた血液を回路に流し浄化された同量の血液をまた静脈側のシャントに返しているので、シャントより中枢側を流れる血液の量に変わりはありません。つまり、血流量を増やしたからといって心臓に流れる血液の量が増え、心負荷が増大するということはありません。

シャントを確認する

　シャントのアセスメントも重要です。血流量を増やす前に血流を増やしても大丈夫なシャントかどうかを確認します。シャント不全で透析不足になっているときは、血流量を増やしても実際の血流量は増えず、効果がありません。血液流量がきちんと確保できるか、再循環がないかなどアセスメントすることが必要です。高血流量にする場合、それに合わせた穿刺針の選択も重要です。機器の設定で血流量を増やしても、針が細いままだと十分な血流が得られていないこともあります。

血流量を増やすことに抵抗する場合

　患者が困っていることがあり透析条件を変える場合は患者の了承も得られやすいですが、データが悪くなっていても自覚症状がなければ透析条件を変更することに患者は抵抗します。血流量の変更の際にも患者が必要性を理解できるよう、わかりやすく説明します。

　また、不均衡症状が出ないよう、1回の変更は50mL/分程度に抑え、状態に変化がないかどうかに注意しながら透析を行うようにしましょう。

 ## 高齢でも食事量や活動量が低下していない場合は血流量を下げない

　高齢の患者だからといって、かならずしも血流量を下げる必要はありません。しっかりと食事をし、活動が行えている患者であればそれに見合った十分な透析を行う必要があります。

　ただし、食事が食べられなくなった、寝たきりになり歩けない、などの場合は過剰な透析になっていないかデータを確認し、患者の生活状況の聞き取りを行います。その際にもまずは患者の生活状況を改善できないか、食事量を増やせないか、活動量を維持できないかを考え、回復がむずかしい場合は血流量を減らすことや透析時間の短縮も含め、透析条件を見直していく必要があります。

引用・参考文献

1) 鈴木一之ほか. 血液透析条件・透析量と生命予後：日本透析医学会の統計調査結果から. 日本透析医学会雑誌. 43 (7), 2010, 551-9.
2) 日本透析医学会. "透析処方関連指標と生命予後". 図説　わが国の慢性透析療法の現況（2009年12月31日現在）. 東京, 日本透析医学会, 2010, 66-89.
3) 日本透析医学会. 維持血液透析ガイドライン：血液透析処方. 日本透析医学会雑誌. 46 (7), 2013, 587-632.

Q8 透析時間や除水量はどう決めるの？ 体重が違っても同じ透析時間なの？

日本赤十字広島看護大学 看護学部 助教／透析看護認定看護師 **篠原謙太** しのはら・けんた

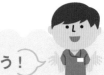

患者にはこう答えよう！

　透析時間や除水量は、患者さんが長生きできるように、4時間以上とすることが推奨されています。さらに、透析中や透析後に血圧が下がらず目標体重（ドライウエイト）までの除水ができることも、透析時間や除水量を決めるときの目安になります。また、体重（体の大きさ）の違いで体液量が変わってくるので、十分に尿毒素を除去できるよう透析時間を調整しています。

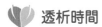 透析時間

1）至適透析と Kt/V（標準化透析量）

　日本では、血液透析のスケジュールは週3回4時間が標準とされていますが、透析時間を決めるときに重要なことは「至適透析（Kt/V 1.4以上）」であるかという視点です。Kt/V 1.0以上1.2未満を基準とし、Kt/V 1.8までは死亡リスクの低下が認められていることから[1]、十分な透析量を確保するためには、多くの透析患者は4時間以上の透析時間が必要となります。また、Kt/Vの値にかかわらず透析時間が長いほど死亡リスクが低下することから[2]、透析時間はKt/Vとは独立した生命予後の規定因子であるともいわれています。

　これらのことから、透析患者の予後改善のためにはKt/V 1.4以上の透析量と4時間以上の透析時間を確保することが必要となります。しかし、栄養障害のある患者に対しては、血液透析によるアミノ酸やたんぱく質などの栄養素の喪失もあるため、患者の栄養状態、食事摂取量

に応じた透析量の調整が必要となります。

2）長時間透析のメリット・デメリット

　一方で、透析1回あたりの時間を6時間以上の長時間透析にすると、時間あたりの除水量が少なくなることで、透析中の血圧低下の予防となります。さらに、長時間透析ではより多くの尿毒素や血清リン、血清カリウムなどの電解質が除去できます。このことは患者の食事療法の制限の緩和にもつながり、さらにはリン吸着薬の減量など、患者の服薬の負担や経口薬の副作用による便秘の軽減にも寄与することが可能となります。

　長時間透析のデメリットとしては、長時間拘束されることで生活の質（QOL）の低下を招く場合もあるため、患者の生活状況も含めて検討する必要があります。

3）頻回透析のメリット・デメリット

　頻回透析は週5回以上の治療と定義されており、1回1.5〜3時間未満の頻回短時間透析、3〜6時間未満の頻回標準時間透析、6時間以上の頻回長時間透析があります。

　長時間透析同様、透析中の循環動態が不安定な患者が適応となります。頻回透析では透析と透析の間の時間は短くなるため、透析間の体重増加が少なく、時間あたりの除水速度が減少することで透析中の血圧低下を予防することが可能となります。しかし、長時間透析同様、透析の時間的拘束や通院など患者にかかる負担は増えることに加え、現在の診療報酬上、施設透析であれば1ヵ月に14回までしか算定ができませんので、患者へのメリットだけではなく、患者の同意や施設側の都合など総合的に判断して実施する必要があります。

 ## 除水量

1）除水量の目安

　除水量の決定については「15mL/kg/時以下」が目安となります[1]。ドライウエイトが50kgの患者であれば、15mL×ドライウエイト50kgで除水速度は750mL/時以下となり、4時間透析であれば3.0kg以下が除水量の目安となります。

　しかし、低アルブミン血症がある場合は膠質浸透圧が低下することでプラズマリフィリングレートが遅延するため、血管内脱水となり透析中に血圧低下を呈してしまう可能性があります（図）。

　ほかにも、糖尿病性神経障害による自律神経の障害による血圧低下、心機能低下による血圧低下など、患者ごとにもつ病態によって除水量と除水速度を調整する必要があります。したがって「15mL/kg/時以下」は目安として、その患者の身体の状態に合わせて1回の除水量や、除水速度の上限を設定します。

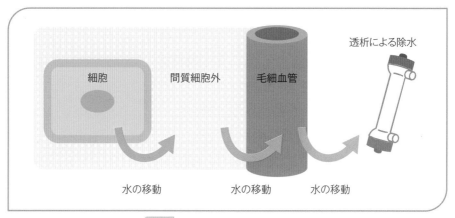

図 プラズマリフィリングと除水

プラズマリフィリングとは、組織間液が毛細血管内に移行すること。透析による除水量にプラズマリフィリングが追いつかないと、血管内脱水となり血圧が低下する。プラズマリフィリングレートとはプラズマリフィリングの速度（rate）のこと。

2）変動する除水量

　また、血清アルブミン値や心機能は数ヵ月～年単位で変動するため、一度決まった除水量・除水速度の上限をその後も永続的に維持し続けるわけではありません。定期的に透析中の血圧に加え、透析時以外の血圧の変動や浮腫、心胸比（CTR）、ヒト心房性ナトリウム利尿ペプチド（hANP）、透析後の倦怠感、ブラッドボリューム（BV）の変動などさまざまな情報をかけ合わせながらくり返しアセスメントし、そのときの患者に最適な除水速度の設定を行うことが重要となります。

体重が異なる患者の透析時間

　最後に、残存腎機能が同程度で体重の異なる透析患者の場合には、体重の多い患者のほうが透析時間を長くする必要があります。これは透析効率（標準化透析量［Kt/V］）と関係があります。Kt/V は「1 回の透析で総体液量の何倍を浄化したのか」を示しています。人間は体重の約 60％が体液です。したがってドライウエイトが 40kg の人であれば体液は約 24L、100kgの人であれば約 60L となり、Kt/V を 1.4 以上にするためには体重（体液量）の多い人のほうが長い時間、透析を行う必要があります。「透析時間が短いほうが楽だ」と思っている患者もいるため、医師や臨床工学技士だけでなく看護師も透析効率について理解し、その患者のいまの透析効率を把握したうえで、透析時間について納得できるように説明することが必要です。

引用・参考文献

1）日本透析医学会. 維持血液透析ガイドライン：血液透析処方. 日本透析医学会雑誌. 46（7）, 2013, 587-632.
2）鈴木一之ほか. 血液透析条件・透析量と生命予後：日本透析医学会の統計調査結果から. 日本透析医学会雑誌. 43（7）, 2010, 551-9.

第2章

透析療法

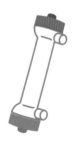

Q9 除水設定を
間違えたときはどうするの？
途中で設定を変更できるの？

日本赤十字広島看護大学 看護学部 助教／透析看護認定看護師 **篠原謙太** しのはら・けんた

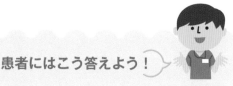

患者にはこう答えよう！

　除水設定の入力ミス、計算ミスが発覚したら、そのときに正しい設定に変更できます。ただし、本来の除水速度より遅かった場合には予定の除水ができていないため、1時間あたりの除水速度が速くなりすぎる場合があります。そのときには、血圧低下を予防するために、透析時間を延長して水分だけを除去する体外限外濾過法（ECUM）_{イーカム}を行うこともあります。また、除水速度が速すぎたときには、血圧低下の危険性もあるので注意が必要です。

🍂 透析開始前の対応

　昨今は透析支援システムを導入している施設も多くなってきているため、入力ミス、計算ミスの件数は減少していることが予測されますが、透析中のドライウエイトの変更や点滴の追加、除水速度の調整などにより再計算をすることはあると思います。透析前に除水設定のミスを発見した際は、そのときに正しい設定に入力し直せばよいのですが、透析が開始になってから発見した際には次のような対応を行います。

表　総除水量・残りの除水量・除水速度の計算式

総除水量	透析前体重 － ドライウエイト ＝ A（kg）
残りの除水量	A － 現在までの除水量（L）＋ α（点滴など補液がある場合）＝ B（L）
除水速度	B ÷ 残りの透析時間 ＝ C（L）／時

 透析開始後の対応

1）除水設定の再計算の方法

　総除水量、残りの除水量、除水速度の計算式を**表**に示します。この計算式から、たとえば除水目標が 2.4kg で 4 時間透析の患者の設定を、除水目標 2.0kg（除水速度 0.5L/ 時）で入力してしまい、透析開始 2 時間後に間違いに気づいた場合を考えます。残りの除水量は「2.4L －1.0L ＝ 1.4L」なので、除水速度は「1.4L ÷ 2 時間（透析残り時間）＝ 0.7L/ 時」となります。総除水量の入力だけでなく、除水速度の入力ミスでも同様の計算を行い、再設定を行います。

2）除水速度が速かった設定ミスの場合

　急速な除水をしたことで、血圧低下を起こすおそれがあります。除水の再設定と同時に血圧測定と血圧低下による随伴症状の観察を行います。血圧低下がある際は、除水の中断や補液を行いますが、除水を再開する際には中断した時間や補液量を踏まえた計算を行い、再設定を行う必要があります。

3）除水速度が遅かった設定ミスの場合

　除水速度が遅い場合は、血圧低下などの危険性は少ないですが、除水目標までの残りの除水量が多くなるため、指示されている除水速度の上限を超える場合があります。さらに、透析後半に除水速度が速くなるため、透析後半の血圧低下のおそれもあります。

　医師の指示による除水速度の範囲でドライウエイトまで除水できない場合は、少量であればそのまま透析を終了することもありますが、除水しきれない量が多い場合は、必要に応じてECUM の併用を行うか、医師へ確認をする必要があります。いずれにしても、除水の設定ミスによって除水しきれなかった場合は、次回の透析までの自己管理が厳しくなったり、ECUM で除水するにも時間的拘束があったりと、患者にとって大きな負担となります。確実なダブルチェックの実施や、簡単な計算でも電卓を使用するなどの対策を講じて、患者に不利益が及ばないようにする必要があります。

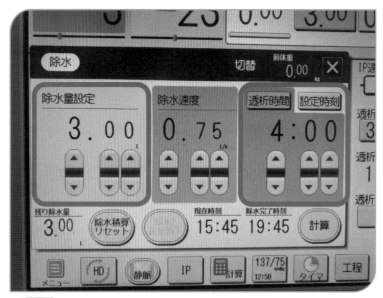

図　日機装製の多用途透析用監視装置（DCS-100NX）の除水設定画面

4）透析用監視装置で再計算をする方法

　日機装製の多用途透析用監視装置（DCS-100NX）の場合ですが、除水設定の画面で再計算ボタンを押すという方法もあります（図）。除水設定の画面で操作する際には、総除水量の変更に加えて透析時間を「残りの透析時間」または「設定時刻（透析終了時間）」に変更する必要があります。そのまま4時間の状態で再計算を押してしまうと、再計算ボタンを押した時点から4時間透析の設定となってしまうため注意が必要です。

抗凝固薬はなぜ必要なの？血液回路を利用して投薬する薬剤には何があるの？

医療法人ネフロハス 手稲ネフロクリニック 総括部長／慢性腎臓病療養指導看護師／
腎代替療法専門指導士／透析技術認定士
酒井かおり さかい・かおり

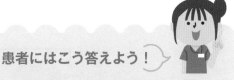

患者にはこう答えよう！

　血液は通常、自分の血管に接触しても凝固しません。しかし血管が損傷したときには、出血を回避するために血液を凝固させます。血液が血液回路やダイアライザに接触したときにも、同様の反応が起こります。そのため、治療中に血液回路内などで血液が凝固しないように抗凝固薬が必要になります。抗凝固薬以外に、血液回路を利用して投薬する薬剤には、血圧を安定させるための薬剤や、貧血を改善するための薬剤、二次性副甲状腺機能亢進症治療薬などがあります。

血液が凝固する仕組み

　血液が血液回路・ダイアライザに接触すると、血液の中にある補体・単球が刺激によって活性化します。この刺激で凝固の連鎖反応（カスケード）が起こります（図）[1]。

　刺激によって、次々に凝固反応が起こるというイメージで見るとわかりやすいでしょう。たとえば、転んでけがをしたときの様子を思い出してみてください。出血して徐々に血液が固まり、痂皮（かさぶた）ができて、しだいにそれが剥がれ落ちて治癒するといった流れが凝固の連鎖反応です（図）[1]。出血した場合と同じように、血液が血液回路に触れたときは、体の中でこのような反応が起こっています。

　組織の損傷によって起こる「外因系」と、異物との接触によって起こる「内因系」があり、これらの「内因系＋外因系」の刺激が活性化の作用で変化し、血液を凝固します。図の「B線

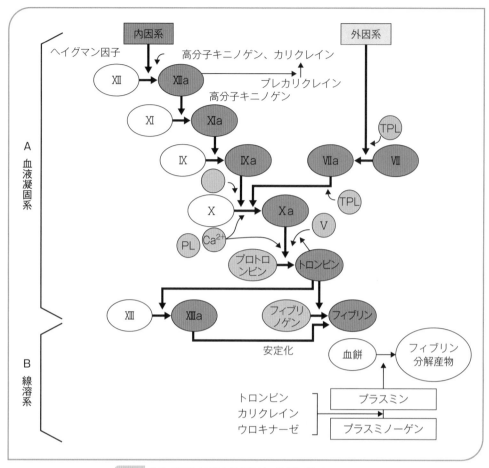

図 血液凝固と線維素溶解反応（線溶系）（文献1より）

A：血液凝固反応系。血液凝固は、血小板や傷ついた組織からトロンボプラスチン（TPL）が放出される
ことにより始まる系（外因系）とコラーゲン表面に凝固因子が結合することにより始まる系（内因系）
の2つの系により連鎖的に反応が進む。
TPL：トロンボプラスチン、PL：ホスホリピッド、各凝固因子にaがついているものは、活性化され
た因子を示す。
B：線溶系。プラスミノーゲンがウロキナーゼやトロンビン、カリクレインなどで活性化されるとプラスミ
ンになる。プラスミンはフィブリンを溶解する。

溶系」は治癒の段階で、痂皮を溶かして傷を修復させる反応です。抗凝固薬は血液凝固系のど
こに作用するかで種類が分かれています。

透析に関連するさまざまな薬剤

現在、血液透析で抗凝固薬として使用されている薬剤を**表1**に示します。また、抗凝固薬以

表1 血液透析で使用する抗凝固薬

種類	ヘパリン（未分画ヘパリン）	低分子ヘパリン	ナファモスタットメシル酸塩	アルガトロバン水和物
分子量	3,000 ~ 25,000	3,000 ~ 6,000	539	530
半減期	1 ~ 1.5 時間	2 ~ 3 時間	5 ~ 8分	約30分
阻害部位	トロンビン（IIa）Xa、XIa、XIIa	Xa因子	トロンビン（IIa）Xa、XIIa、血小板	トロンビン（IIa）
作用機序	凝固因子のXa、IIa因子の両方と結合し、At III※を活性化させることにより抗凝固作用を発揮する	Xaに対する阻害作用が強い	凝固系各酵素の作用を抑制することで、凝固の進行を抑制する	未分化ヘパリンと同様にIIa因子に作用するが、At III※を介さずに抗凝固作用を発揮する

※ At III：antithrombin III（アンチトロンビンIII）

表2 血液回路から投薬する薬剤など

透析中に投与する薬剤
＊透析治療を継続するために比較的急ぎで投薬が必要なもの ・透析低血圧の改善のための昇圧薬や、症例により濃グリセリン（グリセオール®）などの浸透圧物質 ・下肢牽引痛の改善のためのナトリウム ・脱水改善のための点滴 ・嘔気症状があるときにはメトクロプラミド（プリンペラン®）　など
透析終了時に投与する薬剤
＊透析中に投与するとダイアライザから濾過されてしまうため、終了時に投薬が必要なもの ・赤血球造血刺激因子製剤や鉄剤 ・二次性副甲状腺機能亢進症治療薬 ・カルニチン製剤 ・鎮痒薬 ・抗菌薬　など

外で血液回路を利用して投薬する薬剤を表2に示します。おもに、腎不全や透析治療における合併症に対する薬剤です。

🌿 引用・参考文献 🌿

1) 片野由美ほか．"血液と生体防御：血液凝固"．新訂版 図解ワンポイント 生理学：人体の構造と機能．東京，サイオ出版，2015，118．
2) 荒木陽子．「透析前後や透析中に投与される薬剤」って何があるの？ 透析ケア．28（5），2022，428-32．
3) 小島茂樹ほか．管理目標値と患者の"いつもの値"を知っておこう．透析ケア．28（7），2022，646-53．
4) 山本裕子．透析中の薬剤．透析ケア．22（5），2016，430．

Q11 透析前後の採血では何を調べているの？

医療法人ネフロハス 手稲ネフロクリニック 総括部長／慢性腎臓病療養指導看護師／
腎代替療法専門指導士／透析技術認定士
酒井かおり さかい・かおり

患者にはこう答えよう！

　透析前の血液は、老廃物で汚染された状態の血液だといえます。水分や電解質、老廃物などが血液に貯留されています。一方、透析後の血液は、透析で水分や老廃物を除去した状態です。この両方の状態の血液を検査することで食生活が推測でき、また透析効率が十分かどうかや合併症の有無などを推測できます。

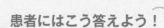 **透析前後に行う検査**

　以下の値を透析前後で比較することで、透析効率がわかります。

●電解質：ナトリウム（Na）、カリウム（K）、クロール（Cl）、カルシウム（Ca）、リン（P）

●老廃物：クレアチニン（Cr）、血中尿素窒素（BUN）など

●貧血や栄養状態を知るためのもの：血清総たんぱく（TP）、アルブミン（Alb）、ヘモグロビン（Hb）、ヘマトクリット（Ht）

　そのほか、透析前にはβ_2ミクログロブリン（β_2-MG）、副甲状腺ホルモン - インタクト（intact PTH）、血清鉄（Fe）、フェリチン、グルタミン酸オキサロ酢酸トランスアミナーゼ（GOT、AST）、グルタミン酸ピルビン酸トランスアミナーゼ（GPT、ALT）、HCV抗体、随時血糖値などを検査することが各ガイドラインで推奨されています（表）[1]。これらで合併症の有無をスクリーニングすることができます。

表 各ガイドラインが推奨する検査の測定頻度（文献1より）

検査項目	測定頻度	ガイドライン名
透析量 （透析前後の尿素窒素）	月1回以上	日本透析医学会：維持血液透析ガイドライン：血液透析処方（2013）
β_2ミクログロブリン	3ヵ月に1回程度	
リン、カルシウム、アルブミン	最低月1～2回	日本透析医学会：慢性腎臓病に伴う骨・ミネラル代謝異常の診療ガイドライン（2012）
副甲状腺ホルモン	3ヵ月に1回	
アルカリホスファターゼ	月1回	
随時血糖		日本透析医学会：血液透析患者の糖尿病治療ガイド2012（2013）
糖尿病患者	インスリン製剤使用中：毎回の透析前後 経口血糖降下薬：週1回 薬物療法が不要：月1回	
非糖尿病患者	年1回	
グリコアルブミン	糖尿病患者：月1回 非糖尿病患者：年1回	
ヘモグロビン	貧血のない場合：少なくとも3ヵ月に1回 ESA治療中またはESAによって治療していない貧血がある場合：少なくとも月1回	慢性腎臓病における貧血のためのKDIGO診療ガイドライン（2012）
血清鉄、総鉄結合能、フェリチン	鉄投与中は月1回、非投与時には3ヵ月に1回程度	日本透析医学会：2015年版慢性腎臓病患者における腎性貧血治療のガイドライン（2016）
AST、ALT	月1回以上	日本透析医学会：透析患者のC型ウイルス肝炎治療ガイドライン（2011）
HCV抗体	6ヵ月に1回	

ドライウエイトに関する検査

ドライウエイトが適切か判断するため、ヒト心房性ナトリウム利尿ペプチド（hANP）を検査することがあります。施設により、透析前に検査を行う場合と透析後に行う場合があります。

合併症の疑いがあるときは

そのほか、合併症が疑われる場合には、その症状に合わせて採血を行います。透析によって濾過される物質の場合は、透析前に採血します。濾過の影響を受けないものは、指示により採血のタイミングが変わります。

🌿 **引用・参考文献** 🌿

1) 加藤明彦. "透析患者の検査は特殊である". いまさら訊けない! 透析患者検査値のみかた, 考えかた. Ver. 2. 東京, 中外医学社, 2018, 5.

2) 小島茂樹ほか. 管理目標値と患者の"いつもの値"を知っておこう. 透析ケア. 28 (7), 2022, 646-53.

ダイアライザは
なぜ患者によって違うの？

医療法人社団藍蒼会しもかどクリニック 看護師長／慢性腎臓病療養指導看護師　山本裕美 やまもと・ひろみ

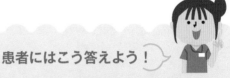

患者にはこう答えよう！

　患者の全身状態や栄養状態に合わせた透析条件に、膜の性能や材質、面積を考慮してダイアライザを決めています。膜に対してアレルギーがある場合は生体反応をひき起こしにくいものを、低栄養の患者さんにはアルブミンなどのたんぱく質ができるだけ抜けない膜を選択しています。海外ではダイアライザを再使用しているところもありますが、日本では感染の問題や消毒の方法などが確立されていないため、認められていません。

ダイアライザのキホン

　ダイアライザの中には中空糸という細い管がたくさん入っています。中空糸の内側に血液が、外側に透析液がそれぞれ向かい合って流れ、半透膜を介して血液中の老廃物や水が除去されます。積層型とよばれるダイアライザの中は管ではなく、半透膜がうすく折り重なっています。

　最近では血液透析（HD）だけでなく血液透析濾過（HDF）、血液濾過（HF）などの治療法があります。HDで使用する膜をダイアライザ、HDFで使用する膜をヘモダイアフィルタ、HFで使用する膜をヘモフィルタとよび、それを使用することが決められています。

	再生セルロース（RC）膜	セルローストリアセテート（CTA）膜	ATA膜
セルロース系膜	再生セルロースはかつて使用されていたが、生体適合性や物質除去が劣るため、現在製造・使用されていない	・再生セルロースの生体適合性を改善してつくられたもの ・抗血栓性に優れるが、低分子たんぱくの除去に劣る ・透水性、溶質透過性は合成高分子膜に比べて劣る	・唯一セルロース系でヘモダイアフィルタに使われている ・補液量を上げてTMP（膜間圧力差）が上昇してもアルブミン漏出量は増加しない ・UFRが高いため、後希釈でも使用しやすい
	ポリスルホン（PS）膜	ポリエーテルスルホン（PES）膜	ポリエステル系ポリマーアロイ（PEPA）膜
合成高分子系膜	・もっとも多く使われている ・透過性、透水性に優れ、長時間の使用でも劣化しにくい ・小分子から低分子たんぱくやβ2ミクログロブリンの除去能に優れるが、種類によってはアルブミン漏出が多い ・PVP※が含まれている	・透過性、透水性に優れる ・PVP※が含まれているがPS膜よりは少ない ・種類によってはアルブミン漏出が多い	・小分子物質から低分子たんぱくまで除去できる ・β2ミクログロブリンの除去能に優れている ・アルブミン漏出が少ない ・PVP※が含まれている
	エチレンビニルアルコール（EVAL）膜	ポリメチルメタクリレート（PMMA）膜	積層型（PAN）膜
	現在は販売中止	・たんぱく質吸着特性によって炎症性サイトカインの除去に優れる ・掻痒症に有用 ・生体適合性にも優れているが濾過量が多いと早期に詰まりやすい	・生体適合性に優れる ・アルブミン漏出がきわめて少ない ・高い親水性をもち、炎症性サイトカイン吸着に優れている ・抗血栓性にも優れているが、膜が飽和してしまうため長時間使用には向いていない ・どの膜を使っても残血してしまう、アレルギー反応が強い（不安定な循環動態）場合に有用 ・アンジオテンシン変換酵素（ACE）阻害薬との併用は禁忌 ・ナファモスタットメシル酸塩は吸着される

表 ダイアライザの膜素材の種類

※ PVPとはポリビニルピロリドンのこと。透析膜には水をはじく（疎水性）性質があるので、はじかないようにする（親水性）ために使われる溶剤。

🌱 さまざまな種類のダイアライザ

1）素材の違い

　ダイアライザの素材は大きく分けると2種類あります。セルロース系膜と合成高分子系膜です。セルロース系膜は天然素材でつくられており、合成高分子系膜は石油由来です。セルロー

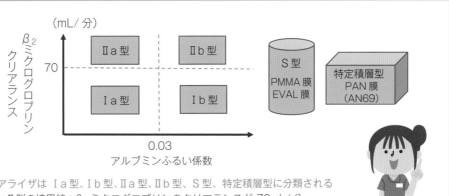

- ダイアライザは Ⅰa型、Ⅰb型、Ⅱa型、Ⅱb型、S型、特定積層型に分類される
- Ⅰ型とⅡ型の境界線：β_2ミクログロブリンのクリアランスが 70mL/分
- a型とb型の境界線：アルブミンふるい係数が 0.03
  ※ふるい係数とは、0〜1 の値をとって溶液の透過性を表す低分子量たんぱくなどの透過性を表した値で、係数が 1 に近いほど透過しやすい
  ※クリアランスとは、ダイアライザに流入する血流量のうち、どれだけの溶質が完全に除去されたかに相当する血流量

図　ダイアライザの機能分類

ス系は RC 膜、CTA 膜、ATA 膜、合成高分子系は PS 膜、PES 膜、PEPA 膜、EVAL 膜、PMMA 膜、PAN 膜があります。膜の特徴を**表**に示します。

2）性能の違い

　ダイアライザはクリアランス（物質除去）、生体適合性、除水速度（UFR）などの性能が求められます。なかでも生体適合性がよい膜とは「治療中にショックを誘発しない」「残血しにくい」「白血球・血小板に影響を与えない」もので、そのような膜を選ぶことは大切です。

　また、ダイアライザはβ_2ミクログロブリン（β_2-MG）の除去性能とアルブミンの漏出量によってⅠa型、Ⅰb型、Ⅱa型、Ⅱb型、S型、特定積層型に機能分類されています（**図**）。わかりやすくいうと、小分子物質やβ_2ミクログロブリンがあまり抜けない〜普通程度抜けるものはⅠ型、かなり抜けるものがⅡ型、アルブミンがあまり抜けない〜普通程度抜けるものはa型、かなり抜けるものがb型ということになります。

3）使い分け

　ダイアライザにはさまざまな種類があり、個々の患者によって使い分けをしています。透析導入期には不均衡症候群を起こさないように、溶質が抜けすぎない低効率のダイアライザを選びます。低栄養の患者にはアルブミンが通過しにくいダイアライザを使用し、アミロイドーシスや掻痒感のある患者には大きい物質が通過しやすいダイアライザを使用するなど、それぞれの膜の特徴を活かし、個々の患者の症状や状態に合わせて適切な選択をすることが大切です。

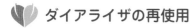 ダイアライザの再使用

　ダイアライザの再使用については、国の背景によって考えかたや保険診療の扱いなどで違いがあります。日本ではいまのところ感染の問題や再利用の際の消毒や滅菌方法について確立されておらず、保険診療上認められていません。

引用・参考文献

1）川西秀樹ほか. 血液浄化器（中空糸型）の機能分類 2013. 日本透析医学会雑誌. 46（5）, 2013, 501-6.
2）峰島三千男. ダイアライザ, ヘモダイアフィルタの機能分類. Clinical Engineering. 32（5）, 2021, 373-8.

透析中の観察時、モニターでは何を確認しているの？

医療法人社団藍蒼会しもかどクリニック 看護師長／慢性腎臓病療養指導看護師　山本裕美 やまもと・ひろみ

患者にはこう答えよう！

モニターに表示されている数値を確認し、透析が正常に行われているか、指示された透析条件で透析が行われているかを確認しています。

モニターチェックでわかること

透析中のモニターには患者の情報が経時的に示されています。看護師はモニターに示されている内容を理解し、異常を早期に発見しなければなりません。まず、透析中の主要なモニターチェックについて図を見ながら確認しましょう。

●図内①

透析運転中であるかどうかを確認します。スイッチ点灯、画面全体の色、表示灯の色で運転中であることを確認できます。

●図内②

装置から離れていても、表示灯で装置の運転状態（運転／停止／警報／報知／完了）が確認できます。ただし表示灯の色はメーカーによって表す意味が異なるため、取扱説明書を確認しましょう。

●図内③

血液ポンプが動いていることを確認します。運転のスイッチが入っていても血液ポンプのスイッチが入っていなければ、回路内凝固を起こしてしまうおそれがあります。指示された血流

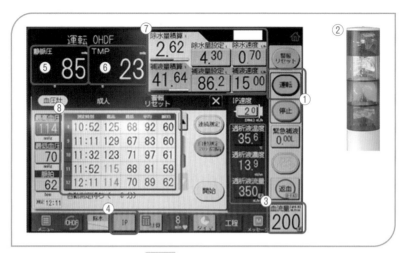

図　モニターチェック

量になっていなければ、期待する透析効率を得ることができません。

●図内④

抗凝固薬が入っていることを確認します。運転のスイッチが入っていても抗凝固薬のスイッチが入っていなければ、回路内凝固を起こしてしまうおそれがあります。

●図内⑤

静脈圧は静脈側のエアトラップチャンバーでモニターしています。血液回路内の圧力で脱血、返血、回路内凝固の状態を監視しています。

●図内⑥

透析液圧または膜間圧力差（TMP）の監視モードを選択できます。中空糸膜の内側に流れる血液は血液ポンプによる圧力（動脈圧）がかかっており、装置は設定された除水速度を維持するために動脈圧に抵抗する圧力をかけています。これを透析液圧といい、動脈圧の変動に応じてつねに調整しています。そして TMP は静脈圧と透析液圧の圧力差を監視しており、血液透析濾過（HDF）の前希釈時の補液量にも影響します。

●図内⑦

除水経過・補液経過は、除水計画に基づいて除水が進んでいるか、指示された補液が入っているかを確認します。

●図内⑧

血圧を経時的に表示しています。

静脈圧警報が鳴ったとき

1）静脈圧警報とは

　前述した図内①～⑧のなかで、透析中にトラブルが多いのは図内⑤の静脈圧です。みなさんも静脈圧警報が鳴った場面を一度は経験していると思います。そこで、以下は静脈圧警報について解説します。静脈圧警報には静脈圧上限警報と静脈圧下限警報の2種類があり、それぞれの対応をまとめます。

2）静脈圧上限警報が鳴った場合

　静脈側チャンバー下部の回路の折れ・ねじれがないかを確認し、あれば直します。次に腕の屈曲、留置針の先に痛みや腫脹がないか、針先端が凝固してないかを確認しましょう。留置針の向きや回路固定を見直し、腫脹や針先端の凝血がある場合は別の場所に穿刺し直すこともあります。静脈側チャンバーの色が黒く、返血側留置針に問題がなければ、静脈側チャンバー内の凝血を疑います。脱血不良などで頻回にポンプが止まっていたときに凝血しやすいです。凝固した場合には、静脈側回路の交換が必要になることがあります。

3）静脈圧下限警報が鳴った場合

　静脈側回路の接続部や返血側の針先などから出血がないかを確認します。留置針が抜けているのを発見したときは、ほかのスタッフに声をかけると同時に、出血の有無と量を確認しましょう。出血箇所を確認してすぐに止血し、バイタルサインをチェックします。シャント肢側に布団がかかっている場合は、かならず目視で留置針の状態を確認することが重要です。

　また、脱血不良の場合もこの警報が鳴ります。このときは動脈側回路から静脈側チャンバー入口までの回路に折れがないかをまず確認し、そして動脈側留置針の位置を確認します。さらに留置針の向きや回路固定を見直したり、シャント吻合部に狭窄が疑われる場合は、血流量を下げるか治療続行するかを判断する必要があります。

　血圧が低下し循環不全が起こると、留置針のある血管の血流も低下して脱血不良になり、静脈圧が低下することがあります。その際は意識があるかを確認してバイタル測定を行い、除水を止めたり補液をしたりします。

警報の意味を理解する

　透析装置の警報は、患者の状態や回路の状態を知らせるための手助けです。警報の原因の危険度はさまざまであり、確認が遅れると生命にかかわる可能性があるため、警報の意味を理解することはたいへん重要、かつ患者の安全を守ることにつながります。警報が鳴った場合は

「またか……」と警報の解除をするのではなく、警報の意味を考え、きちんと観察し、適切に対応しましょう。一人で対応できないときは、すぐに応援をよびましょう。

1） 小野淳一. 静脈圧異常. 透析ケア. 17（3）, 2011, 230-5.

バスキュラーアクセス／穿刺

バスキュラーアクセスと
シャントって同じもの？

特定医療法人桃仁会病院 臨床工学部 部長　人見泰正　ひとみ・やすまさ

患者にはこう答えよう！

　バスキュラーアクセス（VA）とシャント（shunt）は、おおよそ同じものと考えてもらってよいです。バスキュラーアクセスとは、透析治療を行う際に血液を出し入れするために用いるアクセスルートの「全般」をさします。それには、患者さん自身の血管を用いたものや留置カテーテルという人工的な管を用いたものなど、さまざまな種類があります。しかし、そのなかでもっとも高頻度に使用されているものがシャントです。バスキュラーアクセスのなかの一つにシャントがあるというのが正しい捉えかたです。そのため、バスキュラーアクセスとシャントはほとんど同義語として使用されているのが現状です。

バスキュラーアクセスとシャント

1）バスキュラーアクセス

　バスキュラーアクセスとシャントは同じものとして扱われる言葉ではありますが、厳密にいうとすこし意味合いが異なります。バスキュラーアクセスは、透析治療を行う際に血液を出し入れするために用いるアクセスルートのことで、各種あるアクセスルートの「全般」をさします。そのため、自己血管内シャント（AVF）も人工血管内シャント（AVG）も、表在化動脈も留置カテーテルも、透析に用いるアクセスルートであればすべてバスキュラーアクセスです。

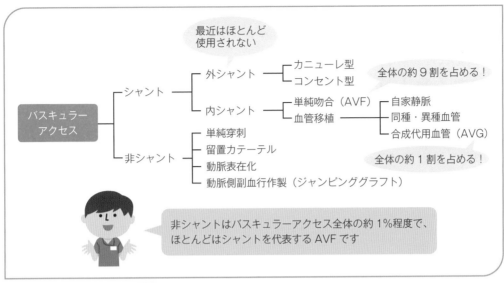

図 バスキュラーアクセスの分類（文献1を参考に作成）

2）シャント

　一方で、シャントとは、おもに内シャントであるAVFとAVGをさします。シャントはもともと"短絡"という意味をもつ単語なので、その言葉どおり、動静脈を短絡させて静脈に流量の多い動脈血を流し込み、そこから豊富な脱血流を得る目的で作製されるアクセスルートです。広義のバスキュラーアクセスという手段のなかにシャントが含まれる、と覚えておくとよいでしょう。

バスキュラーアクセスの分類

1）シャントの種類

　バスキュラーアクセスの分類は、**図**を見るとよくわかると思います[1]。まず、バスキュラーアクセスのなかにはシャントであるものとシャントでないもの（非シャント）が存在します。

　シャントのなかには外シャントと内シャントがありますが、外シャントは感染に対して非常に弱いため、近年では使われることはほとんどありません。おもに使われるのは内シャントです。内シャントのなかには単純吻合と血管移植とがありますが、単純吻合に分類されるのが一般的な動静脈をつなぎ合わせたAVFです。血管移植には、自家静脈や同種・異種血管、合成代用血管がありますが、そのほとんどは合成代用血管、いわゆる人工血管を用いたAVGです。

2）非シャントの種類

　非シャントのなかには、単純穿刺や表在化動脈、留置カテーテルなどがあります。単純穿刺は、直接太い動静脈を穿刺して透析のアクセスルートとして用いる方法です。表在化動脈は、動脈を皮下へもち上げることで穿刺を容易にして透析のアクセスルートにする方法です。留置カテーテルは、使用する期間に応じてカフ型カテーテル（長期）と非カフ型カテーテル（短期）に分けられますが、人工物であるカテーテルを内頸静脈や大腿静脈へ留置して使用します。

　このように、バスキュラーアクセスには多くの種類があり、まずシャントと非シャントに分けられ、その後また細分化されることを理解しましょう。

3）バスキュラーアクセス≒シャント

　しかし、特筆すべきは、シャントに属しそのなかの単純吻合に属する AVF が、バスキュラーアクセス全体の「約9割」を占めるということです[2]。そして、残りの約1割もそのほとんどを AVG が占めています[2]。そのほかの動脈表在化や留置カテーテルなどは全体の約1％を占めるにすぎず、このことからもわかるように、バスキュラーアクセスのほとんどがシャントを代表する AVF です。よって、バスキュラーアクセスとシャントは、言葉の定義こそ違えど、ほぼ同義語として扱われているのが現状です。

引用・参考文献

1）大平整爾. バスキュラーアクセス実践ガイド. 東京, 診断と治療社, 2007, 136p.
2）日本透析医学会. わが国の慢性透析療法の現況（2017年12月31日現在）. 日本透析医学会雑誌. 51（12）, 2018, 699-766.

Q15 なぜシャントをつくるの？ 動脈に穿刺してはだめなの？

特定医療法人桃仁会病院 臨床工学部 部長　人見泰正 ひとみ・やすまさ

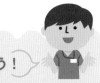

患者にはこう答えよう！

　透析は、人工腎臓（ダイアライザ）という医療器材に血液を通すことで、体にたまった毒素と水分を除去する治療法です。シャントをつくる理由は「毎回の治療でたくさんの血液を体から取り出して戻す」という作業を行いやすくするためです。シャントはおもに動脈と静脈をつなぎ合わせてつくります。動脈の豊富な血流を表在の静脈に流し、その静脈を穿刺することで血流をひき出すという仕組みです。動脈を直接穿刺できればよいのですが、動脈は体の深い場所を走行しているため、そう簡単には刺せません。また、圧が高く神経とも隣接しているため、穿刺に失敗した場合に、血腫による血流不全や神経損傷もしくは組織壊死などの重篤な合併症を発症するリスクがあります。そのような理由から、動脈を直接穿刺するのではなくシャントをつくります。

透析治療にシャントは不可欠

　透析治療を行うには、1分間に200〜300mLの血液を人工腎臓（ダイアライザ）に通す必要があり、その手段としてバスキュラーアクセス（VA）があります。バスキュラーアクセスの大半はシャント（shunt）であり、透析患者は透析を導入するすこし前か直後にシャントを作製することになります。

　ただ、考えようによっては、わざわざ手術してシャントを作製するよりも、もともと豊富な血流がある動脈をVAとして利用したほうが合理的とも考えられます。しかし、もし、毎回の

透析時に動脈穿刺を行い、動脈を VA に用いたらどうなるでしょうか。じつは、この方法で透析に必要な血流自体は容易に確保することができますが、動脈にはそう簡単に穿刺ができないいくつかの理由があるのです。

動脈に直接穿刺しない理由

1）特殊な技術が必要

動脈は、筋肉に囲まれて皮下の奥深くを走行しています。そのため、もし穿刺をするとしても、感染に十分配慮して超音波画像診断装置（エコー）で画像を確認しながら確実に刺すなどの特殊な技術が必要です。透析のたびにこういった特殊な行為に時間をかけることはむずかしいため、一般的には用いられません。

2）合併症のリスク

また、もし動脈の穿刺に失敗した場合、静脈ではありえない大きな合併症のリスクを伴います。動脈は筋膜という強靱な膜で囲まれ、神経や筋肉などとともに存在しています。そして、静脈よりも格段に高圧です。そのため、穿刺に失敗して外に血液が漏れ出した場合、筋膜内に急激な圧上昇が起こり、神経や筋肉などの重要な組織を高度に圧迫します。それは、時に神経麻痺や血流不全、または組織壊死といったたいへん危険な合併症をひき起こします。

3）抜針時・止血時の血腫形成

抜針時や止血時にも同じリスクがあります。うまく穿刺できたとしても、抜針時や止血時に刺入ポイントを正確に押さえられないと、血管外に血液が漏れ出してしまいます。動脈止血時は、あえて穿刺部よりも中枢側の動脈と同時に穿刺孔も押さえるという、二重圧迫での血流遮断を要することも多く、血腫形成に対する特別な配慮が必要となるのです。

もちろん、表在化静脈でも穿刺に失敗すると血腫をつくるリスクはあります。しかし、皮下に生じた血腫は大きくてもせいぜい出血に伴う軽度の貧血や一時的な腫脹を伴う程度で、筋膜内の血腫のようなことにはなりません。このような理由から、動脈を直接穿刺するのではなく、動静脈を短絡させ静脈に穿刺して治療が行えるようにするために、シャントを作製するのです。

動脈表在化の特徴と注意点

ただし、シャントが作製できない患者には、動脈を深部から皮膚の直下にもってくることによって、バスキュラーアクセスとして穿刺可能にする手法があります。これを「動脈表在化」

といいます。動脈表在化では筋膜を破って皮膚直下に動脈をもってくるため、万一の血腫形成時にも筋膜内での神経損傷や圧迫麻痺を防ぐことができます。前述したように、皮膚は筋膜と違って十分に伸びるため、皮下血腫は大きく腫れることはあっても麻痺や血流不全といった深刻な事態には陥りにくいのです。また、動脈表在化はシャントと異なり、血液の心臓への返流による「心負荷」を伴わない VA です。そのため、心臓への負荷がなく、また患者自身の自己血管であるため異物が使用されるわけでもありません。そういった点では、動脈表在化は理想的な VA といえるのです。

　しかし、表在化できる動脈の長さは全長で 10cm 程度が限界です。それは、同一部位に穿刺することが多くなることを意味します。同一部位穿刺が続くと、どうしてもその部分の血管壁が弱くなってしまいます。血管壁が弱くなると動脈の高い圧でその箇所が瘤化する可能性が高くなります。動脈瘤は、当然ながら破裂すれば非常に危険で、その前後に動脈狭窄を併発することもしばしばあります。このようなことから、動脈表在化は 3 〜 5 年ほどの寿命であることが多く、適応も通常の内シャントが何らかの理由で作製できない症例にのみ選択されます[1]。また、表在化された動脈は脱血側に使用し、返血側は毎回、皮下に存在する表在静脈の穿刺が必要[1]となるため、穿刺困難に陥るリスクは高くなります。

🌿 引用・参考文献 🌿

1）日本透析医学会. 2011 年版社団法人日本透析医学会「慢性血液透析用バスキュラーアクセスの作製および修復に関するガイドライン」. 日本透析医学会雑誌. 44（9）, 2011, 855-937.

第3章　バスキュラーアクセス／穿刺

シャントを育てるってどういう意味?

医療法人大地／医療法人大空 マネージャー／透析技術認定士 **南 伸治** みなみ・しんじ

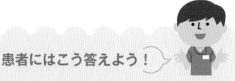

患者にはこう答えよう！

シャントは透析患者のライフラインとなり、その血流を維持することは血液透析を行ううえで不可欠です。しかし、シャント化された静脈は時間の経過とともに狭窄が生じやすくなるため、結果としてシャントの血流が低下して十分な血液透析を受けることができなくなります。それを防ぐためにも、シャントの合併症の予防や早期発見・早期対処ができるようにシャントを管理することが非常に大切です。

「シャントを育てる」という意味

自己血管内シャント（AVF）が血液透析でバスキュラーアクセス（VA）として使用可能になるためには、十分に発達することが必要とされています。発達したシャントを流れる血流量は少ないもので200〜300mL/分、多いもので1,000mL/分を超えるといわれていますが[1]、シャント作製前の動脈の血流量は100mL/分程度であるため、使用するためにシャントを発達させ、血流量を増やす必要があります。また、シャント血流量によって静脈が太くなり、透析針で穿刺可能になるほど発達します。この過程を「シャントを育てる」といいます。

シャントが発達しすぎて血流量が1,500〜2,000mL/分以上もしくはVA血流量・心拍出量比が30〜35％になると過剰血流で心臓に負担がかかり、高拍出性心不全を生じるとされています[1]。また、日本透析医学会のガイドラインでは、AVF作製後1ヵ月以上経過しても十分な血流量が得られない、または穿刺困難を来す場合にはシャントの発達不良と診断するとしてい

表 シャントが発達しない原因（文献 1、3、4 を参考に作成）

原因	詳細
動脈の血流不足	動脈硬化、術前の動脈径、術前の収縮期血圧、左室駆出率
静脈の発達不良	静脈径、静脈の狭窄・閉塞
手術手技	吻合径、吻合部の縫い込み、静脈のねじれ、皮下組織の剥離不足
そのほか	高齢者、女性、糖尿病、高血圧、末梢動脈疾患、喫煙、肥満、内皮障害

ます[2, 3]。

 ## シャント発達不良の危険因子

　AVF は作製後平均 10 日程度で穿刺できるようになり、血液透析の VA として使用されます[1]。シャントの発達不良と関連する因子は多様で（**表**）[1, 3, 4]、これらに気をつけることがシャントを育てることにつながります。

　日本透析医学会のガイドラインでは、吻合に用いる動脈は 1.5mm 以上の径を有することが望ましいとされており[2]、それ以下の場合や、吻合部より中枢側の動脈に狭窄や閉塞がある場合、心機能低下などで低血圧がある場合などに発達不良を起こす危険性が高くなります。また、作製前に駆血した静脈径が 2mm 未満であったり、シャント血流の流出路となる静脈に狭窄や閉塞が存在すると発達不良の危険性が高くなります。

　作製時の手技に関するものでは、「吻合径が患者に合っていない」「吻合部や動脈の縫い込み」「吻合に用いる静脈がねじれている」「静脈の皮下組織の剥離が不十分」などが発達不良の危険因子です[3]。そのほかにも、動脈硬化など動脈の血流不足が発達不良の危険因子となります。

 ## シャントの発達を見越したバスキュラーアクセス作製を

　また、AVF 作製後に初回穿刺までの期間とシャント開存率を比較すると、作製後 43 ～ 84 日と比較して、14 日以内に初回穿刺を行った患者で開存率が低いという報告もあります[4]。しかし、カテーテルでの透析は感染のリスクも高いため、AVF 作製後に透析が必要になった時点で初回穿刺を行うという考えかたもあります。発達に時間がかかることが予想される場合には、透析導入の数ヵ月前までには VA 作製を検討する必要があります[1]。

引用・参考文献

1）特集：バスキュラーアクセス：作製・管理・修復の基本方針. 2nd Edition. 臨牀透析. 38（7増刊号）, 2022, 340p.

2）日本透析医学会. 2011年版社団法人日本透析医学会「慢性血液透析用バスキュラーアクセスの作製および修復に関するガイドライン」. 日本透析医学会雑誌. 44（9）, 2011, 855-937.

3）土田健司編. 透析スタッフのためのバスキュラーアクセスQ&A：適切管理とトラブル対処. 水口潤監修. 東京, 南江堂, 2012, 190p.

4）特集：バスキュラーアクセス：トラブルを少なくするために. 臨牀透析. 36（8）, 2020, 754-863.

シャントを長もちさせるにはどうするの？　どうしたら狭窄や閉塞が見つかるの？

医療法人大地／医療法人大空 マネージャー／透析技術認定士　南 伸治　みなみ・しんじ

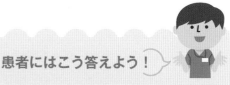

患者にはこう答えよう！

　シャントを長もちさせるには、「視診」「聴診」「触診」といった観察を毎日行い、すこしの変化も見逃さず、日々、①シャント肢の血管圧迫を避け、②ドライウエイト（DW）のコントロール、③栄養管理、④血圧管理、⑤シャント衛生管理に注意することです。狭窄や閉塞については、理学的所見としては聴診法と触診法、透析中では透析用監視装置による動的静脈圧、終了時では止血時間の変化を観察することで見つかります。

シャント管理のポイント

1）シャントの圧迫を避ける

　シャントが圧迫されると静脈壁が肥厚しやすくなり、狭窄や閉塞が発生するリスクが高まります。シャント保護のためには「シャント側の腕を下にして寝ないようにする」「肘関節を長時間曲げたままにしないようにする」などに十分注意します。

2）ドライウエイトをコントロールする

　透析間の体重の増え幅が大きいと、透析で除去すべき水分量も多くなります。しかし、多くの水分を除去すると血圧低下と血液濃縮が起こります。血圧が低下して血液濃度が上がるとシャントの狭窄・閉塞の原因になるため、適正体重を守るように努めることが大切です。適正体重設定には、身体組成分析装置（MLT）、ヒト心房性ナトリウム利尿ペプチド（hANP）、ヒト脳性ナトリウム利尿ペプチド前駆体 N 端フラグメント（NT-proBNP）、心胸比（CTR）、血圧、

●視診
◎腫脹の確認
　　非シャント肢との比較・変化の度合い［手背部、穿刺部］
◎瘤形成の確認
　　部位・大きさ・変化の度合い［吻合部、穿刺部］
◎色調の確認
　　部位・色合い（発赤、チアノーゼ色）［手背部、指先］
◎狭窄の確認
　　・部位・程度［吻合部、穿刺部］
　　・駆血して拡張
　　・上肢を挙げて陥没する箇所
◎穿刺の確認（穿刺を避ける部位）
　　・発赤・滲出液・感染や皮膚トラブル（テープかぶれ）
　　・吻合部付近・動静脈瘤・光沢・菲薄化・同一部位の穿刺による瘢痕化
　　・内出血・血腫・止血不良・再循環（AV 間を 5cm 以上）する箇所

●聴診（音の違いについて）

| 正常音 | 正常なシャント音とは、低音で連続的な音。吻合部から中枢にかけて、音は徐々に小さくなる。 |

狭窄音　狭窄した音は吻合部から狭窄部の中枢側で断続音となり、狭窄部ではヒューヒューと高音で風切り音、隙間風のような音、ハイピッチな血流音が聴取される。場合によっては、狭窄部より中枢側は正常音がすることがある。

| 拍動音 | 閉塞しているシャント音は、心拍に同調した断続音（拍音）を聞き取ることができ、閉塞部の中枢側では音が消失する。 |

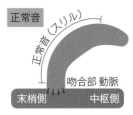
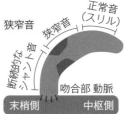
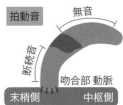

●触診（吻合部～上腕中枢側まで）
◎血管走行の確認
　　・蛇行の有無、連続性を意識する
　　・指 2 ～ 3 本で血管をたどるように触る（駆血が有効）
◎血管内腔、血管壁の確認
　　・広さ、硬さ、厚さを意識する
　　・指を左右半円状に動かし、立体的に触る
◎拍動・スリル*、拡張・緊満の確認
　　・中枢部までスリルを感じられることを確認する
　　・拍動を感じて、その中枢にスリルを感じる場合は狭窄を疑い
　　　エコーで確認する
　　・上肢を挙げてスリルの減弱がないかを確認する
　　　　*スリル：シャント血流が勢いよく流れ、血管壁にあたる振動
　　　　　　　　（ビリビリとした感触）
　　　　*グラフトのほうがスリルを感じにくいことは多々ある

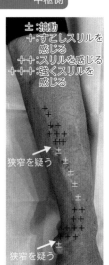

図　シャント観察のポイント

心エコーで評価を行います。

3）栄養管理

血液の粘度が高くなると、血流が悪くなりシャントへ悪影響を及ぼします。シャントを長もちさせるためには、脂質や血糖のコントロールが重要です。

4）血圧管理

透析日か非透析日かによる血圧の違いや体重の増減、運動の有無、薬剤による影響、入浴、睡眠などさまざまな要因による血圧変動や血圧サージを防ぐ必要があります。血圧の変動は心臓への負担や自律神経への影響だけでなく、シャントに支障を来す場合もあるため、ドライウエイトや経口薬での血圧コントロールが必要です。

5）衛生管理

感染症を予防するため、穿刺部周囲の皮膚の状態を良好にし、清潔に保ちます。

6）シャント肢の運動をする

運動することにより血管内の血流量や血管壁にかかる圧力を増やし、シャント血管の発達を患者に意識させるように促します。

7）理学的所見管理

毎日視て、聴いて、触って、変化に注意します。

 シャントを長もちさせるために

シャントを長もちさせるためには、「視診」「聴診」「触診」を毎日行うことが大切です。観察のポイントを図に示しているため、参考にしてください。

🌿 引用・参考文献 🌿
1）特集：バスキュラーアクセス：トラブルを少なくするために. 臨牀透析. 36（8）, 2020, 754-863.

Q18 穿刺針はどうして太いの？ 穿刺の向きや部位はどう決めるの？

かいべ循環器・透析クリニック 技術顧問／血液浄化専門臨床工学技士　**森上辰哉** もりがみ・たつや

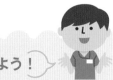

患者にはこう答えよう！

　採血や点滴で使用される針に比べ、透析用の針は直径が2倍程度の太さです。針は流量に見合った太さにしないと、設定どおりの流量が得られません。多くても10mL/分程度で注入する点滴に比べて、透析ではその20倍の200mL/分程度の血流量を必要とします。血流量を上げることは除去効率を上げることにつながるので、平均的にこの程度の量が必要です。十分な流量を得るためには、針も含めた体外循環内の抵抗を考えなければなりません。穿刺の向きや部位もそれにかかわってくるので、たいへん重要です。

 穿刺針は太い！

　はじめて透析療法に従事したスタッフや透析を導入する患者は、穿刺針を見てその太さに驚くことが少なくないと思います。採血をするときや注射、点滴を入れるときに用いる針の太さに比べ、断然太いと感じるのが第一印象ではないでしょうか。ではなぜ太い針を用いなければならないのか、またその方向や刺す部位はどうなるのか、本稿で解説します。

 透析の穿刺に用いる針の太さ

　針の太さは「G（ゲージ）」で表し、ゲージ数が小さくなるほど太い針となります。採血や点

滴で使用される針は21G程度の太さで、直径0.8mmです。これに対し、透析用でもっとも使用頻度の高い16Gの針は直径が1.6mmと、21Gに比べて2倍の太さがあります。これは見るからに太いですし、太いほうが物理的に刺入時の痛みが大きくなるということは至極当然のことかと思います。

　では、なぜ太い針を用いなければならないのでしょうか。血流量を上げると、おおむね除去効率が増します。除去効率を上げなければならない理由は、透析で除去すべき物質の血液データが悪いから、または大柄の（体重が重い）患者はより多く除去しなければならないからです。透析で用いる針は多くが15～17Gですが、血流量によっては14G（直径約2mm、かなり太い）を用いることもあります。これら径の異なった穿刺針を使い分ける理由を次に示します。

 流量試験

1）血流量の設定値と実流量
　血液は水に比べて高い粘度をもった液体です。それゆえ、管（針や血液回路）を流れる際の抵抗は水より大きくなります。すなわち流れにくくなるわけで、流量を上げれば上げるほど、実際の流量は設定値（血液ポンプ速度）に追いつかなくなってきます（設定値との乖離）。

2）流量試験の実施
　そこで、設定値との乖離がどの程度起こっているのかを知るために、流量試験を行いました（図）。実際に血液を計量することはむずかしいので、血液の代用として粘稠度が血液のヘマトクリット値40％と同等のキサンタンガム0.04％液を試験液として用いました。試験に用いた針は15～17Gで、それぞれショート針（S）とロング針（L）を用いて行っています。液体（血液のような非ニュートン流体）が管を流れるとき、「ハーゲン・ポアズイユの式」で示されるように、流れやすさ（流量）は管の径の4乗に比例し、長さに反比例します。ハーゲン・ポアズイユの式はすこしむずかしいですが、一度インターネットなどで調べてみてください。

3）流量試験の結果
　図を見ると、針の径が小さくなる、または針が長くなると設定流量との乖離が大きくなっていることがわかります。17Gのロング針では、実流量は設定値（400mL/分）の75％しか得られません。また、この場合は脱血圧が大きな陰圧になっているため、血液に対するストレスもたいへん大きくなり、少なからず溶血（赤血球が破壊される）が起こっています。よって、設定値に近い実流量を得るためには、設定値が大きければより太い穿刺針を用いなければなりません。客観的数値として明確な基準はありませんが、脱血圧モニターやバックフローを見ながら設定するのが有用かと思います。

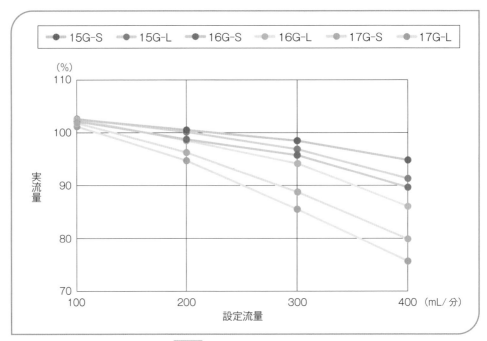

凡例: ●15G-S ●15G-L ●16G-S ●16G-L ●17G-S ●17G-L

図 設定流量と実流量の乖離

穿刺の方向と部位

　血管を川の流れにたとえると、上流に向かってバケツを受けるほうが川の水を汲みやすいのと同じで、脱血側は上流に向かって穿刺するのが一般的です。しかし、シャントの血流は500〜1,000mL/分程度流れているのが通常なので、川下（下流）に向かって穿刺してもある程度の流量は確保できます。一方、返血側は上流（流れと反対方向）に向かって穿刺すれば、抵抗がきわめて大きくなるので、基本的には下流側に向かって穿刺します。

　脱血側の穿刺する部位は、シャント血流が得られるところであれば、部位を問いません。ただし、血管が蛇行している箇所は避けたほうがよいですし、深部に潜っている箇所は高度な穿刺技術が必要となるでしょう。返血側は、シャント流路の脱血側で穿刺した箇所より下流側に刺すのが、刺す側からすればいちばん楽な選択です。しかし、シャントを長もちさせるためには、可能ならば表在静脈を用いたいですね。

血液に対してよりストレスフリーの設定を

　透析療法が市民権を得られはじめたころは、血流量200mL/分に合わせて穿刺針や血液回路

を設計したと聞きます。現在では高血流量による効果がエビデンスレベルで認められるように
なってきて、なかには 400mL/ 分で施行している場合もしばしばあります。なお、設定流量ど
おりに流れているかどうかを見るために血流量モニターの機能を有した装置も登場してきてい
ますが、まだ精度的に十分とはいえません。現時点では、脱血圧モニターやバックフローを注
視し、血液に対してよりストレスフリーの設定を心がけたいものです。

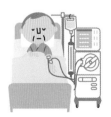

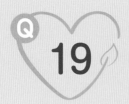

穿刺がうまい人と そうではない人は何が違うの？

かいべ循環器・透析クリニック 技術顧問／血液浄化専門臨床工学技士 **森上辰哉** もりがみ・たつや

患者にはこう答えよう！

　透析室での業務を行う看護師や臨床工学技士は、不器用な人であっても穿刺業務は欠かせません。穿刺業務を行うにあたり、最低限の技術を習得することはもちろんですが、もっと大事なことは理論の学習です。これを怠っていれば、いくら器用な人でも穿刺の高い成功率は得られません。また、一人のチャンピオンを求めるのではなく、多くのスタッフが穿刺の高い成功率を得られるような体制をつくっています。

 穿刺は治療開始の序章

　何でもそうですが、器用な人と不器用な人がいます。穿刺も同じで、上手な人とそうでない人は実際にいます。しかし、よく考えてみると、穿刺するという行為そのものは治療ではなく、治療を始めるための序章にすぎません。車でいうと、ガソリンスタンドで給油するのに給油口を開く行為と同じだと思いませんか。このあたりを感覚的に捉えて次に進んでもらえればよいと思います。

 血管の解剖生理

　上肢の血液の流れを図1に示します[1]。詳細は専門書に譲るとして、ここでは透析をするために必要な血管という位置づけで話します。

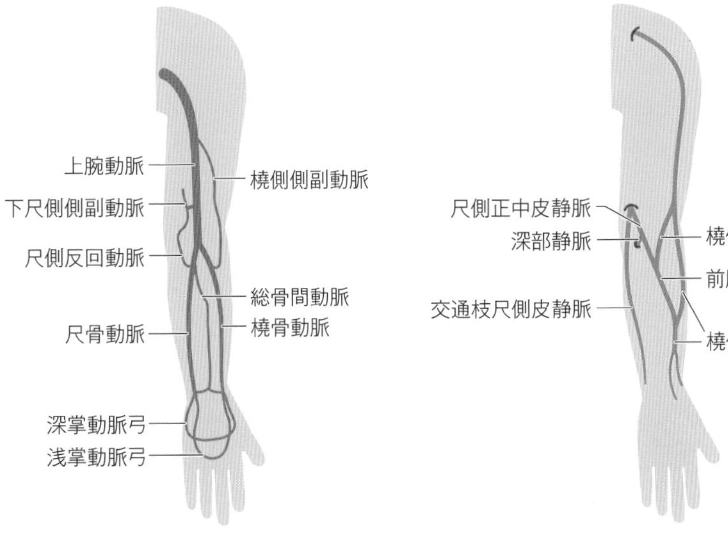
上腕動脈
橈側側副動脈
下尺側側副動脈
尺側反回動脈
総骨間動脈
橈骨動脈
尺骨動脈
深掌動脈弓
浅掌動脈弓
尺側正中皮静脈
深部静脈
橈側正中皮静脈
前腕正中皮静脈
交通枝尺側皮静脈
橈側皮静脈

図1　上肢（左）の動脈と静脈の走行（文献1を参考に作成）

基本的には、上肢は**図1**のような血管走行を示しますが、患者個々でシャントの作製部位が異なること、また痩せている人や太っている人での違いもあるなど、それぞれの血管走行を把握する必要があります。患者のシャントの多くはおもに血管超音波（エコー）画像があるので、まずはこれを見ることから始めます。ただし実際に穿刺するとなると、「前回失敗した」とか「止血が困難だった」などの情報が、血管超音波画像などの基本情報に上書きされているわけです。刺す側としては、ここまでの情報を把握して穿刺に臨まなければなりません。

まずは観察と理論

ここでは穿刺を野球でたとえます[2]。バッターがただやみくもに腕を振っても、バットは球にあたりません。投手が投げた球種やスピードを考え、そのうえでしっかりと「目」でボールを捉えるというプロセスが必要になります。穿刺も同じで、きちんと準備をしたうえで実行するわけです。穿刺では、刺す前に「視て」「聴いて」「触れて」というプロセスが必須であり、それぞれの感覚を穿刺につなげるためには、理論による裏づけが必要です。

また**図2**に示すように、血管に対して角度（刺入角）をもって刺入します。このとき、左右の位置が合っていても血管までの距離を計算に入れていないと、血管を突き破ってしまいます。そうならないよう針を注視して慎重に進め、逆血があればそこで血管に到達しているとい

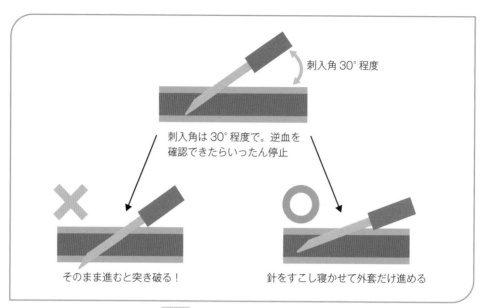

刺入角 30° 程度

刺入角は 30° 程度で。逆血を
確認できたらいったん停止

そのまま進むと突き破る！

針をすこし寝かせて外套だけ進める

図2 刺入の角度を考えた穿刺方法

う証拠なので、ここでいったん刺入を止めます。刺入している血管を突き破らないように針を可能な範囲で寝かせ、刺入角を小さくして外套だけを進めると、血管を突き破るリスクは軽減します。これは技術ではなくて、理論です。このあたりをよく考えて学習するとうまく穿刺することにつながるものと思います。

度胸と決断

穿刺を始めるにあたり、刺すべき血管の位置、深さ、太さ、長さ、また場合によっては硬さなどの情報をもとにイメージトレーニングして、いざ刺入します。ここは、度胸と決断です。

信頼関係の構築

とくに穿刺がむずかしい血管を刺すことになったとき、ここはふだんからの信頼関係がものをいいます。穿刺がむずかしいと自認している患者は、とても不安に思っていることは間違いありません。不安に思うあまり血管が萎縮してしまい、さらに刺入が困難な状況に陥ることもまれではありません。そうならないよう安心して穿刺に臨んでもらうためには、患者－スタッフ間の信頼関係がたいへん重要になります。ふだんからの関係構築が、うまく穿刺することに

つながると考えます。

行った手技の復習

　成功しても、失敗しても、復習が必要です。うまくいった場合でも、「あれ？　よくわからないけれど、うまくいった……」とか「ここに血管があるはずなのに、なぜ入らないの？」ということもしばしばあります。偉そうにこのような文章を書いている筆者にしてもこのようなものです。

　ここで重要なのは、よくても悪くても、得られた結果をうやむやにしないことです。成功しても失敗しても、その原因を突き止めなければ次につながりません。そしてその情報を多くのスタッフで共有できれば、成功率はかならずアップします。

大切なことは情報共有

　穿刺業務においては、チャンピオンが求められる領域にはしたくないと思います。穿刺の成功率を上げるためには、エコーガイド下穿刺[3]や人工血管移植術など、器用・不器用の差が表れにくい手法も用いられてきています。穿刺に成功しても失敗しても、その情報をほかのスタッフに伝えられるチャンピオンになってください。情報共有がいちばん大事です。

引用・参考文献

1) 前波輝彦. "バスキュラーアクセスの日常管理". 第21回血液透析技術基礎セミナーテキスト. 東京, 日本血液浄化技術学会, 2017, 41-56.
2) 森上辰哉. 穿刺業務をうまくこなすために大事なことは？ 透析ケア. 27 (5), 2021, 426-30.
3) 特集：プローブ走査のキホンからエコーガイド下穿刺まで：超カンタン はじめてのシャントエコー. 透析ケア. 27 (9), 2021, 809-51.

水分・食事管理

透析を導入したら食事管理の内容が変わるのはなぜ？

独立行政法人地域医療機能推進機構大阪病院 看護部 血液浄化センター
腎不全看護認定看護師／慢性腎臓病療養指導看護師／腎臓病療養指導士／透析技術認定士
宇賀神ゆかり うがじん・ゆかり

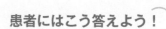

血液透析では、体に蓄積した尿素窒素や尿毒素物質、過剰になった水分を除去します。そのときに、体に必要な栄養素の一つでもあるたんぱく質（アルブミン）が除去されてしまいます。また、腹膜透析では、たんぱく質やカリウムが透析液側へ移行し、体から抜けてしまいます。これらのことから、保存期腎不全と腎代替療法での食事管理は内容が変わってきます。血液透析と腹膜透析でも食事管理の内容は異なっていますので、患者さんが選択された腎代替療法に合った食事管理を行い、安定して腎代替療法を実施できるようにしています。

保存期腎不全と腎代替療法の食事基準を確認しよう

『慢性腎臓病に対する食事療法基準2014年版』によると「保存期慢性腎臓病（CKD）のステージ分類」[1] では、エネルギー、たんぱく質、食塩、カリウムの基準が設けられています。そのなかでも、たんぱく質とカリウムはCKDステージによって摂取基準が変化します。

たんぱく質は体内で尿素窒素に代謝されます。尿素窒素を排泄するために糸球体は一生懸命はたらくため、過剰にたんぱく質をとると、腎臓に負担が生じることになります。つまり、腎臓に負担をかけないようにし、腎臓を保護するために腎機能に合わせた基準となっています。

カリウムは、腎機能が正常なときは腎臓でコントロールしますが、腎機能が低下すると尿に十分に排泄されずに体内に蓄積され、高カリウム血症をひき起こす可能性があります。そのた

め、腎機能に合わせて体内に蓄積されないように基準が設けられています。

　保存期 CKD における食事管理は、可能な限り保存期治療を継続できるように食事療法基準があります。患者個人の病期、体調、原疾患に合わせた食事管理ができるようにしていきます。しかし、末期腎不全となり腎代替療法を導入したからといって、CKD が治ったわけではありません。腎代替療法は腎臓のはたらきを部分的に代償するため、食事制限もすべてなくなるわけではありません。

　腎代替療法を導入してから、どのような食事管理が必要なのかを以下に解説します。

血液透析をはじめると、なぜ食事管理が変わるのか？

　血液透析（HD）は透析膜を介して血液を浄化します。この透析膜は、半透膜でできている中空糸（ストロー状）が約 1 万本、束になっています。そして、中空糸が筒状の中（ダイアライザ、ハウジングケース）に詰められています[2]。筒の中の中空糸の中を血液が通り、その外側を透析液が流れ、拡散と限外濾過によって患者に必要な物質は透析側へ漏出しないようにし、腎不全で欠乏傾向にあるものを補給します。電解質などは適正な血清を維持するようにし、代謝産物などの不必要な物質は透析側へ移動します[2]。

　透析膜には目で見てもわからないような細かい孔が無数に開いています。この孔は、大きいと患者に必要なアルブミンが抜けてしまい、小さいと余分な物質が除去できません。患者に合った透析膜を選択して血液透析を実施しますが、どうしてもアルブミンが抜けてしまうことがあります。そのため、保存期腎不全の患者より、たんぱく質の制限は緩くなります。食事からたんぱく質を補い、低アルブミン血症にならないように注意します。また、患者一人ひとりに合わせた食事摂取の説明が必要です。

腹膜透析では、なぜ食事管理が変わるのか？

　腹膜透析（PD）は、患者自身の腹膜（生体膜）を用いた透析方法です。腹腔に透析液を注液し、腹膜を介して溶質と過剰になった水分を透析液側へ移行し、排液を行います。腹膜は半透膜であり、低分子物質が通過することができます。そのときに拡散や浸透圧格差、吸収などが行われます。拡散によって、アルブミン（分子量 66,00）も透析側へ移行し抜けてしまいます[3]。また、PD では、透析液にカリウムの成分が入っていないため、腹腔に注液した透析液側にカリウムが移動し、排液時にカリウムが抜けてしまいます。

　つまり、PD ではアルブミンとカリウムが抜けてしまうため、たんぱく質とカリウムが低く

ならないように食事で補っていく必要があります。

CKD ステージによって異なる食事療法

「CKD ステージによる食事療法基準」を確認してみましょう（**表 1、2**）[1]。保存期 CKD と HD、PD を導入すると、食事内容が変わっているのがわかります。

1）エネルギー

まず、エネルギーの摂取量が増えています。エネルギーが不足すると、体のたんぱく質がエネルギー源として使われていきます。HD 患者、PD 患者は、十分なエネルギーを摂取することが必要です。

2）たんぱく質

三大栄養素の一つでもあるたんぱく質は、糖質や脂質が不足したときにエネルギー源として利用されます。透析患者は、低栄養やフレイル、サルコペニアになりやすく、食事をしっかりとることが大切です。

3）カリウム

PD 患者では血清カリウム値が低くなることもあります。**表 2**[1] には「制限なし」の記載がありますが、血液検査の結果をみてカリウムを摂取する必要もあります[4]。しかし、**注 5）**にも記載がありますが、高カリウム血症に注意が必要です。

腎代替療法を導入しても食事管理で変わらないのは食塩

食塩だけは、保存期 CKD から腎代替療法を導入しても、変わらずに制限する必要があります。日本人は昔ながらの食文化の影響もあり、食塩を多く摂取する傾向があります。地域性や食文化によってなかなか食塩を控えることは困難かもしれませんが、健常人でも減塩がすすめられる時代です。健常人では、食塩をとりすぎた場合は、血液の濃度が一定になるまで（のどが渇くなど）によって水分を摂取し、余分な水分は尿として排泄できます。しかし、腎機能が低下していると尿からの排泄が困難になるため、体内へ蓄積し、高血圧、心臓への負担、浮腫（むくみ）につながります。

患者にどう伝えるか？

腎代替療法が始まると、保存期 CKD のときに実施していた食事管理（または制限内容）は

表1 CKDステージによる食事療法基準（文献1より）

ステージ （GFR）	エネルギー （kcal/kgBW/日）	たんぱく質 （g/kgBW/日）	食塩 （g/日）	カリウム （mg/日）
ステージ1 （GFR≧90）		過剰な摂取をしない		制限なし
ステージ2 （GFR60～89）		過剰な摂取をしない		制限なし
ステージ3a （GFR45～59）	25～35	0.8～1.0	3≦　＜6	制限なし
ステージ3b （GFR30～44）		0.6～0.8		≦2,000
ステージ4 （GFR15～29）		0.6～0.8		≦1,500
ステージ5 （GFR＜15） 5D （透析療法中）		0.6～0.8 別表		≦1,500

注）エネルギーや栄養素は、適正な量を設定するために、合併する疾患（糖尿病、肥満など）のガイドラインなどを参照して病態に応じて調整する。性別、年齢、身体活動度などにより異なる。
注）体重は基本的に標準体重（BMI＝22）を用いる。

表2 CKDステージによる食事療法基準（文献1より）

ステージ 5D	エネルギー （kcal/kgBW/日）	たんぱく質 （g/kgBW/日）	食塩 （g/日）	水分	カリウム （mg/日）	リン （mg/日）
血液透析 （週3回）	30～35[注1、2]	0.9～1.2[注1]	＜6[注3]	できるだけ 少なく	≦2,000	≦たんぱく質 （g）×15
腹膜透析	30～35[注1、2、4]	0.9～1.2[注1]	PD除水量（L） ×7.5＋尿量 （L）×5	PD除水量 ＋尿量	制限なし[注5]	≦たんぱく質 （g）×15

注1）体重は基本的に標準体重（BMI＝22）を用いる。
注2）性別、年齢、合併症、身体活動度により異なる。
注3）尿量、身体活動度、体格、栄養状態、透析間体重増加を考慮して適宜調整する。
注4）腹膜吸収ブドウ糖からのエネルギー分を差し引く。
注5）高カリウム血症を認める場合には血液透析同様に制限する。

変わります。腎代替療法が始まったからといって食事制限がなくなるわけではありません。HD患者には「いままで制限していたたんぱく質などは、エネルギー不足にならないように制限が緩くなります。しっかり食べて透析を無事に実施できるようにしましょう。だからといって急に食べすぎるのはよくありません。経口薬の服薬状況や血液検査の結果をみながら一緒に考えていきましょう」と伝えましょう。PD患者には「いままで制限していた、たんぱく質、カ

リウムの制限が緩くなります。しかし、だからといって急に食べすぎるのはよくありません。経口薬の服薬状況や血液検査の結果もみながら一緒に考えていきましょう」と伝えましょう。

🌿 引用・参考文献 🌿

1) 日本腎臓学会編. "慢性腎臓病に対する食事療法基準（成人）：エネルギー". 慢性腎臓病に対する食事療法基準2014年版. 東京, 東京医学社, 2014, 1-4.
2) 鈴木一之. "血液透析の実際". 透析医が透析患者になってわかった しっかり透析のヒケツ：エビデンスに基づく患者さん本位の至適透析. 改訂2版. 大阪, メディカ出版, 2014, 11-5.
3) 透析療法合同専門委員会編. "血液浄化療法の工学的基礎知識". 血液浄化療法ハンドブック2023. 東京, 協同医書出版社, 2023, 17-8.
4) 医療情報科学研究所編. "食事療法のポイント". 病気がみえる vol.8：腎・泌尿器. 第3版. 東京, メディックメディア, 2019, 225.

Q 21 透析患者だから食べてはいけないものってあるの？

独立行政法人地域医療機能推進機構大阪病院 看護部 血液浄化センター
腎不全看護認定看護師／慢性腎臓病療養指導看護師／腎臓病療養指導士／透析技術認定士
宇賀神ゆかり うがじん・ゆかり

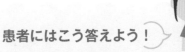

患者にはこう答えよう！

　透析患者だからといって「食べてはいけないもの」はありません。「食べてはいけないもの」ではなく、「気をつけて食べる」ことが必要です。腎代替療法を導入してからでは食事内容が変わりますが、その点に注意して食べることになります。腎代替療法が始まると、食事制限がすこし緩やかになりますので、気が緩んで食べすぎることがないようにしましょう。昔から、腹八分目（お腹いっぱいが十分目、もうすこし食べたいなと思うくらい）がよいとされています。たとえば「食べすぎた」「飲みすぎた」などの「○○すぎた」とならないようにしましょう。

合併症防止のためにも欠かせない食事管理

　慢性腎不全に対する維持透析による治療目的は、合併症を防止しして、質の高い社会生活を保ちつつ、できる限り延命を図ることです。そのために、①尿毒症の原因となる終末代謝産物を極力抑制する、②水・電解質の摂取を調整して生体内部の恒常性を維持する、③栄養状態の改善・維持および長期透析療法を行っていくうえでの合併症を防止することが重要です[1]。

　長期に及ぶ透析療法の合併症を防止できるように、食事管理は必要です。しっかりと食事をとって、この治療目標に近づけるようにしましょう。また、患者の生活は腎代替療法を実施しながらも、安定してその人らしく過ごせるようにすることが重要です。そのためには、偏った食事にならないように、さまざまな食材を満遍なく食べることがよいと考えます。

透析患者に適した食事とは？

　では、透析患者にはどのような食事がよいのでしょうか。ひと言でいえば、「バランスのとれた食事」になります。バランスのよい食事とは、主食（ごはん、パン、めん類など）、主菜（肉、魚などのメインとなるおかず）、副菜（野菜、サラダ、きのこ類など）が一食にそろっているとよいとされています[2]。また、1日30品目の素材をとるとよいともいわれますが、患者自身で調理する、家族に調理してもらうことが困難なこともあります。

　現在は、コンビニエンスストアやインターネットを活用した通信販売など、流通がよくさまざまな食品が手に入る時代です。偏った食事にならないために、こういった手軽に手に入る料理を活用するのも一つの方法です。ただし、注意したいことは、腎臓病食として調理されているとは限らないことです。一般的に、味つけが濃く、食品添加物を含む加工品が多いこともあります。

透析患者の食事の注意点

1）リン

　リンは、リン酸カルシウムやリン酸マグネシウムとして骨や歯の構成成分の多くを占めており、体内の重要な役割を担っています。余分なリンは尿中に排泄されますが、腎臓が悪くなるとその調整がうまくいかずに、体内に蓄積します。体内にリンが蓄積すると、高リン血症となり、骨病変や血管の石灰化などの合併症をひき起こす可能性が高まります。

　食事から摂取するリンは、有機リンと無機リンの2種類あります。有機リンは肉、魚、大豆などのたんぱく質を含む食物に多く含まれています。無機リンは食物添加物として使用され、腸管からの吸収率も高くなっています[3]。無機リンは加工品に多く含まれており、ハム、練りもの、インスタントめんなどは注意が必要です。

2）食塩

　食塩は、腎代替療法を受けている患者では1日6g以下にします[4]。2020年4月1日から新たな食品表示制度の完全施行によって栄養成分表示が義務化されました[5]。熱量、たんぱく質、脂質、炭水化物、ナトリウムの順で、ナトリウムについては食塩相当量で表示されています。たとえば「1袋あたり食塩相当量1.2g」「100gあたり食塩相当量0.72g」などと表示されていますので、調理済みの食品を購入する際は表示を確認するように患者に指導します。

　味つけがうすく、食事が進まないときは、1食のうち1品のみ味つけを濃くする、3食のうち1食はすこし味つけを濃くして、残り2食はうす味にするなど、工夫するのもよいでしょう。

3) カリウム

カリウムは陽イオンとして細胞内のおもな成分です。心伝導、神経、筋機能の調整を行っており、尿から排泄します。腎機能が悪くなると尿から排泄できず、体内に蓄積し、高カリウム血症をひき起こす可能性があります。血清のカリウム値が異常を来すと、心電図に変化が起こります。低カリウムでは ST 低下、U 波増高となり、高カリウムでは T 波増高などの心電図の変化が起こり、命にかかわることもあります[6]。

カリウムは、いも類、くだものに含まれていることを知っている患者も多いですが、お茶、コービーなどにも含まれているため、飲みすぎないように注意します。

4) エネルギーとたんぱく質

エネルギーとたんぱく質については、Q20（78 ページ）でも述べたように、エネルギー不足になると、それを補うためにたんぱく質がエネルギー源となります。そのため、エネルギー不足やたんぱく質不足にならないように食事をとることが大切です。

5) アルコール

嗜好品にはアルコールもあります。医師から特別指示がない場合、まったく飲んではだめとは言い難いですが、アルコールは糖質、リン、カリウムを含むものもあります。また、アルコールを摂取すると、塩味の濃いおつまみがほしくなり、その結果、体内のナトリウム量が増え、水分がほしくなり、血圧の上昇や浮腫（むくみ）につながることもあります。患者ごとに、どのくらい飲んでもよいかを医師に相談し、適量を決めることも大切です。

🌷 患者にどう伝えるか？

患者から「食べてはいけないものはあるの？」と質問されたときは、「食べては"だめ"というものはないです。しかし、量や食べ方に気をつけることが必要です。いま、血液検査の結果で気になっていることはありますか？ その気になる結果も踏まえると上手に食べることができます。検査結果をみて一緒に考えてみませんか？」と声かけができるとよいですね。

🌷 引用・参考文献 🌷

1）透析療法合同専門委員会編．"血液浄化療法の工学的基礎知識"．血液浄化療法ハンドブック 2023．東京，協同医書出版社，2023，349．
2）小林恵．"「バランスのよい食事」って，具体的にどうすればいいの？"．透析患者の食事管理 Q ＆ A100：キホンがわかる！ 患者・ナースのギモンが解決する！ 透析ケア 2019 年冬季増刊．北島幸枝編．大阪，メディカ出版，2019，112-3．
3）池田芙美ほか．リンにまつわるよくある誤解＆ギモン．透析ケア．27（1），2021，11-7．
4）日本腎臓学会編．"慢性腎臓病に対する食事療法基準（成人）：エネルギー"．慢性腎臓病に対する食事療法

基準 2014 年版. 東京, 東京医学社, 2014, 1-4.

5）消費者庁. 新たな食品表示制度の完全施行について.（https://www.caa.go.jp/notice/entry/019486/, 2023 年 12 月閲覧）.

6）医療情報科学研究所編. "食事療法のポイント". 病気がみえる vol.8：腎・泌尿器. 第 3 版. 東京, メディックメディア, 2019, 225.

7）鈴木一之. 透析医が透析患者になってわかった しっかり透析のヒケツ：エビデンスに基づく患者さん本位の至適透析. 改訂 2 版. 大阪, メディカ出版, 2014, 288p.

Q 22 透析患者に水分調整が必要なのはなぜ? 服薬の水は水分量に含めなくてもいいの?

医療法人社団腎愛会だてクリニック 栄養科 栄養科長 **大里寿江** おおさと・としえ

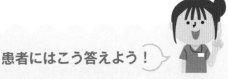

患者にはこう答えよう!

　腎臓は余分な水分を尿として排泄し、体内の水分量を一定に保つはたらきがあります。体内の水分が過剰になると心臓や肺に水が溜まり、危険な状態になります。腎機能が廃絶し、尿をつくることができない透析患者さんが水分を体の外に出すためには、透析による除水が必要です。しかし、除水量が増えると透析中の血圧低下などの危険を伴います。不感蒸泄、便からも水分の排泄はできますが、限度があるため水分制限が必要になります。服薬時の水も体に入る水分に変わりはないため、水分量に含めて考えます。

 体内の水分バランス

1）健常人の水分出納

　透析患者の水分管理を考えるうえで、まず水分の IN-OUT を理解することが大切です。表1に一般的な成人の水分出納を示します。このように、腎機能が正常であれば体に入ったぶんだけ体外に出すことができ、水分の出納バランスがとれるのです[1, 2]。

2）健常人と透析患者の水分出納の違い

　次に透析患者の水分バランスを見てみましょう。まず、透析によって安全に除水できる水分量を計算してみます。日本透析医学会の『維持血液透析ガイドライン：血液透析処方』[3]では、「平均除水速度は 15mL/kg/ 時以下を目指す」とされています。つまり、たとえばドライウエイト（DW）が50kgの場合、「50kg × 15mL ＝ 750mL」で1時間あたり750mL以下の除

表1 一般的な成人（健常人）の水分出納				
IN		OUT	
食事	1,100mL	不感蒸泄	800mL
代謝水	300mL	排便	100mL
飲水	1,100mL	尿	1,600mL
合計	2,500mL	合計	2,500mL

表2 透析患者（ドライウエイト 50kg）の水分出納				
IN		OUT	
食事	1,100mL	不感蒸泄	800mL
代謝水	300mL	排便	100mL
飲水	600mL	透析での除水	1,100mL
合計	2,000mL	合計	2,000mL

水となるため、4時間透析では「750mL × 4時間＝3,000mL」となり、1回の除水量は3,000mL（3kg）以下です。週3回透析を行う場合、1週間では9,000mL、1日にすると1,285mLですが、この値は最大除水量であるため、1日1,100mLとして計算しました。ここが、健常人の尿量にあたります。では、表1と同様に透析患者の水分出納を見てみましょう（表2）。

3）透析患者の水分摂取量の目安

　健常人は摂取したぶんだけ排泄できますが、透析患者は「排泄できるぶんだけ水分をとる」ということになります。表2からわかるように、じつはどのような食事をとるかによっても飲水量は変わります。しかし、毎日の食事の水分量を計算するのはたいへんなので、基本的に飲水量は500 ～ 700mLに抑えるとよいでしょう。以上の考えかたはあくまでも基本なので、体格や尿量によっても調整が必要です。

 ## 体格・尿量に合わせた調整

　体の小さな人は食事量が少ないのですが、透析による除水目標量も少なくなります。つまり、体の大きな人は透析による除水目標量も多くなります。一方で食事量も増えるため、食事中の水分量や代謝水も多くなります。

　透析導入後も腎機能が残っており、尿量が維持されている場合もあります。そのような場合は水分制限も若干ゆるくなります。しかし、無尿になるまでの期間は個人差が大きく、短期間で無尿になる人もいるので、尿量の変化には注意が必要です。

 ## 水分制限

1）飲水以外の水分摂取

　水分制限は飲水制限だけではありません。めん類、汁もの、おかゆ、鍋もの、煮もの、シチ

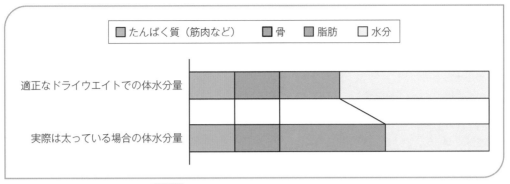

図 ドライウエイトが「きつい」状態とは

透析患者が太った場合は、ドライウエイトが適正であるかどうかを確認する必要がある。脂肪などによる体重増加であれば、これまでと同じドライウエイトでは体水分が減少した状態となるため、口渇、倦怠感などの症状が現れる。

ュー、カレーライスなど、水分が多い料理の回数が増えると食事中の水分量が増加し、飲水量を守っていても透析と透析のあいだの体重増加量が多くなってしまいます。飲水量を守っているのに体重増加が多いときは、食事内容の確認も必要です。

2）食塩制限とともに考える

水分制限は食塩制限と一緒に考えることが大切です。人間の体内では、電解質バランスを一定に保つように調整されています。食塩をとれば、それに見合った水分をとるということです。つまり、食事中の食塩摂取が多ければのどが渇き、水を飲んでしまうため、食塩制限なしで水分制限をするのは困難です。万一、口渇に耐えたとしても不感蒸泄などによる体からの水分排泄を減らすなど、体はほかの手段を使って水分を確保しようとします。

3）水分制限の前の注意点

日本透析医学会では、ドライウエイトを「体液量が適正で、透析中に過度の血圧低下を生ずることなく、かつ長期的にも心血管系への負担が少ない体重」と定義しています[4]。ドライウエイトが「きつい」状態（図）での水分管理は患者に大きな負担を与えます。とくに体重増加が最近多くなってきた患者の場合、ドライウエイトが適正であるかどうかを確認したうえで、水分制限について説明することが大切です。

健常人は「太る＝体重が増える」ですが、透析患者が太った場合は、医療者が太ったと判断してドライウエイトを上げない限り体重は変わらず、図のように体水分が減少した状態となり口渇、倦怠感などの症状が現れます。

第 4 章

水分・食事管理

引用・参考文献

1) Jéquier, E. et al. Water as an essential nutrient : The physiological basis of hydration. Eur. J. Clin. Nutr. 64（2）, 2010, 115-23.
2) 加藤明彦ほか. "栄養学の基礎：食塩と水分". 腎不全医療における栄養管理の基礎知識. 東京, 日本メディカルセンター, 2011, 32-9.
3) 日本透析医学会. 維持血液透析ガイドライン：血液透析処方. 日本透析医学会雑誌. 46（7）, 2013, 587-632.
4) 日本透析医学会. 血液透析患者における心血管合併症の評価と治療に関するガイドライン. 日本透析医学会雑誌. 44（5）, 2011, 337-425.

Q23 透析患者はなぜカリウム制限・リン制限が必要なの？

医療法人社団腎愛会だてクリニック 栄養科 栄養科長 **大里寿江** おおさと・としえ

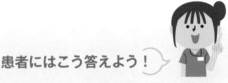

患者にはこう答えよう！

　腎臓はカリウムやリンを尿中に排泄し、体内の濃度を一定に保つはたらきがあります。カリウムやリンの尿中以外の排泄経路には発汗や排便などがありますが、全体の1割程度です。腎機能が廃絶した透析患者さんのおもな排泄経路は透析による除去ですが、除去量には限度があります。食事から摂取するカリウムやリンの量が多いと血液中の濃度が高くなり、カリウムの場合は不整脈や心停止、リンの場合は高値が継続することで骨粗鬆症や血管石灰化などの問題が発生します。

カリウム制限

1）カリウムの吸収と体内分布

　体内のカリウムのほとんどは細胞中にあり、細胞外液（血液など）中にあるのはわずかです。食事によってカリウムを摂取すると、小腸から吸収され、血管内に入ったあとすみやかに細胞内に移行するため、血液中のカリウム濃度は一定に保たれています。健常人では余分なカリウムは尿中に排泄されますが、透析患者で通常の4時間透析では除去量に限りがあるためカリウム制限が必要になります。

2）高カリウム血症

　体内のカリウムは細胞内と細胞外液中の比率が一定です。しかし細胞外液中のカリウム濃度が高くなるとこの比率が変化し、筋収縮がうまくいかなくなります。四肢のしびれ、心臓を動

かすスタート地点（洞房結節）の動きが悪くなることによる不整脈などの心電図の異常、心停止などが起こります。

3）カリウム制限の目安量

『慢性透析患者の食事摂取基準』[1] では、カリウム摂取量は1日2,000mg以下となっています。健常成人のカリウム摂取量は2,500mg程度なので、一般的な食事内容では透析患者にとってはカリウムが多いということになります。カリウムは野菜やくだものだけではなく、ほとんどの食品に含まれています。たんぱく質（肉・魚・卵・大豆製品・乳製品など）のとりすぎでもカリウム値は高くなります。

4）制限を緩和する方法

カリウムはおもに細胞内に存在するため、血液中のカリウムを透析で除去しても、すぐに細胞内から補充されます。透析時間を延長すれば、血中だけではなく細胞内のカリウムも除去できるので、カリウム制限をゆるめることができます。また、カリウム吸着薬（ポリスチレンスルホン酸カルシウムゼリー［ポリスチレンスルホン酸Ca経口ゼリー］、ポリスチレンスルホン酸カルシウム顆粒［ポリスチレンスルホン酸Ca顆粒］、ポリスチレンスルホン酸ナトリウム［ケイキサレート®］、ジルコニウムシクロケイ酸ナトリウム水和物［ロケルマ®］など）は、腸管内のカリウムを吸着し、便中に排泄するはたらきがあります。ある程度食事に注意してもカリウム値が高めの場合は服薬を検討します。なお、透析患者は便中へのカリウム排泄量が増えるため、排便コントロールも重要です。

5）カリウム制限が必要ない場合

食事量が少なく、血清カリウム濃度が3.5mEq/L未満の場合は、いったん制限の中止を検討してもよいでしょう。低カリウム血症も筋力低下、不整脈、消化器症状などの症状が現れるため注意が必要です。

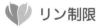 リン制限

1）リンの吸収と体内分布

体内のリンの85％は骨に含まれており、残りの14％が筋肉や軟部組織に存在し、血液中にあるのは1％程度です。食事によってリンを摂取すると、腸管から吸収されて細胞外液から骨などへ移行します。健常人では吸収されたリンと同量のリンが尿中に排泄され、血液中のリン濃度は一定に保たれています。腎機能が廃絶した透析患者の場合、尿中にリンを排泄することができないため、透析によって除去します。ただし透析および排便による除去量には限りがあるため、リン制限が必要になります。

2) 高リン血症

リン・カルシウム代謝の仕組みは複雑ですが、高リン血症が継続すると、骨病変（骨粗鬆症）、血管石灰化など生命予後不良リスクが増加することから、透析患者にとってリンの管理は重要です[2]。

3) リン制限のポイント

肉・魚・卵・大豆製品・乳製品などたんぱく質が多い食品にはリンが多く含まれます。しかし、「リン制限＝たんぱく質制限」ではありません。基本的にはたんぱく質含有量に比してリン含有量の多い乳製品や小魚類、さらに保存料などのリン含有添加物が多く含まれる加工食品、インスタント食品、菓子、コンビニ弁当などの摂取を控えることが大切です[2]。

4) 制限を緩和する方法

リンは体内に多く含まれているため、透析で血液中から除去してもすぐに補充されてしまいます。軟部組織に蓄積したリンを除去するためには、透析時間の延長が有効です。添加物の多い現代の食生活において、透析と食事制限だけでリン値をコントロールすることはむずかしいので、必要な場合にはリン吸着薬の処方を検討します。なお、透析患者は便中リン排泄率が20％まで上昇します。したがって、リン管理において排便コントロールは重要です。

5) リン制限が必要ない場合

食事量が少なく、低リン血症（血清リン濃度が 3.5mEq/L 未満）の場合は、いったん制限の中止を検討してもよいでしょう。透析導入後、尿量がある程度維持されている場合は尿中へのリン排泄もあるため、リン制限は緩和されます。しかし、尿量の減少には個人差があるので注意が必要です。

引用・参考文献

1) 日本透析医学会. 慢性透析患者の食事療法基準. 日本透析医学会雑誌. 47（5）, 2014, 287-91.
2) 日本透析医学会. 慢性腎臓病に伴う骨・ミネラル代謝異常の診療ガイドライン. 日本透析医学会雑誌. 45（4）, 2012, 301-56.

第 4 章 水分・食事管理

第 5 章

セルフケア

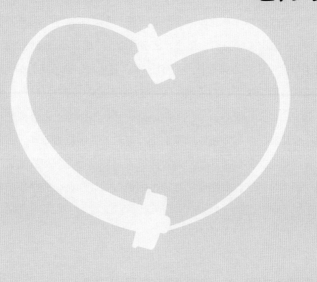

Q24 血液透析治療をした日は お風呂に入ってもいいの？

医療法人創和会重井医学研究所附属病院 血液浄化療法センター 課長／腎不全看護特定認定看護師

産賀知子 うぶか・さとこ

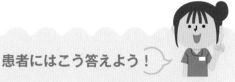

患者にはこう答えよう！

　血液透析（HD）治療後はお風呂に入るのは控えましょう。その理由は3つあります。1つ目は、感染する危険性が高いためです。HDをした日は、針を刺した傷が残っているため針孔から感染する危険があります。シャントは血流がよいため感染すると重篤な状態となる可能性があります。シャント肢は透析前に手指から肘まで石けんを使ってしっかり手洗いし、清潔に保ちましょう。2つ目は、出血する危険性があるためです。HDは血液を固まりにくくする薬を使っています。透析後、針孔のかさぶたがとれた場合、出血しやすくなっています。お風呂に入ると血流がよくなり、さらに出血しやすくなるため、入らないようにしましょう。また、針を刺しているところに貼るブラッドバンは翌日剥がしてください。3つ目は、低血圧になりやすいためです。透析をした日は低血圧になりやすい傾向がありますが、透析後に入浴すると血管が拡張し、さらに低血圧になる危険性が高まります。低血圧になると転倒につながる可能性があります。

入浴は血液透析前か、血液透析翌日が望ましい

　HD後の入浴は、①感染リスクが高いこと、②出血傾向であること、③血液透析により循環動態が変動していること、から控える必要があります。

　HD後入浴をすることで、感染リスクが高まります。入浴は透析前か、透析翌日が望ましいです。バスキュラーアクセス（VA）を長期維持させるためには、患者自身が意識してVAケア

ができるよう指導することが大切です。清潔概念を徹底させることは、感染を防ぐためにも重要と考えられます。透析日は穿刺創が残るため入浴は控え、シャワーに入る場合は穿刺創が濡れないよう保護する必要があります。

清潔概念の徹底とバスキュラーアクセスの保護

HDは1分間に200mL以上脱血する必要があります。そのため動脈と静脈をつなげる手術をします。静脈は動脈より圧が低いので、動脈から静脈へ血液が流れ込み、血管は太く成長します。その結果、350〜600mL/分、多いときには1,000mL/分くらいの血液が流れるようになります。血流のよい血管であるVAが感染すると重症化し、敗血症をひき起こすなど致命的な結果を招くことがあります。「慢性血液透析用バスキュラーアクセスの作製および修復に関するガイドライン2011年版」[1]によると、HD患者のVAケアに関する指導に「清潔概念を徹底すること」と「VAの保護（圧迫・寒冷・入浴・打撲・掻きむしりなど）に関心をもつよう仕向けること」とあります。VA肢はHD前に石けんを使い、局所麻酔薬を貼付する前に手洗いします。

出血すると止血困難となるおそれがある

HDは、血液を体外に取り出し、回路やダイアライザを循環させて体内に戻す治療法です。透析中は血液が凝固しないように抗凝固薬を使用するため、透析後は出血リスクが高い状態となります。穿刺部の瘡蓋（かさぶた）が取れ、出血すると止血困難となるおそれがあり、ひいては大量に出血し生命にかかわる可能性があります。そのため、透析後の入浴は控えてもらいます。穿刺創を保護しているブラッドバン®は透析当日に剥がすと出血のリスクがあるため、翌日に剥がすように患者に指導します。

血液透析後は血圧変動のおそれが高い

「維持血液透析ガイドライン：血液透析処方」[2]によると「透析患者の体液管理は重要で、最大透析間隔日の体重増加を6%未満にすることが望ましい」「平均除水速度は、15mL/kg/時以下を目指す」とあります。平均除水速度15mL/kgは体重60kgの人で1時間に900mL除水することとなります。多くのHD患者は4時間透析をしており、体重60kgの人で6%の体重増加があったとすると、3,600mLの除水が行われます。その結果、循環血液量の低下、自律

神経機能異常、心機能低下や不整脈などを起こす可能性があります。さらには、除水量が多いと時間あたりの除水速度が多くなり、血圧低下をひき起こします。一方で、除水量が少ない場合でも、ドライウエイトが不適切に低い場合は、透析後の血圧低下や倦怠感につながります。循環動態が不安定な HD 後は血圧変動のおそれが高いため、透析後の入浴を控える必要があります。

　HD 患者のよく認められる症状の一つに疲労感があります。透析治療は、透析膜や血液回路など血液が異物と接触するなどによって、さまざまな炎症を惹起します。そのため、透析患者は慢性的に炎症状態にあると考えられます。透析による循環動態の変化は血圧低下をひき起こし、疲労を感じやすくなります。疲労感は入浴を控えたほうがよい理由の一つです。

🍃 引用・参考文献 🍃

1）　日本透析医学会. 慢性血液透析用バスキュラーアクセスの作製および修復に関するガイドライン 2011 年版. 日本透析医学会雑誌. 44（9）, 2011, 855-937.
2）　日本透析医学会. 維持血液透析ガイドライン：血液透析処方. 日本透析医学会雑誌. 46（7）, 2013, 587-632.

Q25 かゆみが続くのはどうして？自分ではどのようなケアをしたらいいの？

医療法人創和会重井医学研究所附属病院 血液浄化療法センター 課長／腎不全看護特定認定看護師

産賀知子 うぶか・さとこ

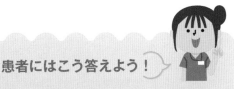

患者にはこう答えよう！

透析患者さんがかゆみをひき起こす第一の原因は皮膚の乾燥です。また、神経細胞の作用でかゆみがひき起こされることがあります。さらにリンなどを含んだ尿毒素の蓄積や使用している薬に対するアレルギーでかゆみをひき起こす場合もあります。かゆみへの対策として、室内では乾燥しないよう加湿器を使い、外出時は日焼け止めを使用して紫外線によるダメージから皮膚を守りましょう。肌着はウールや化学繊維ではなく、綿素材を選びましょう。入浴の際は、熱い湯につかったり、ゴシゴシこするとかゆみを悪化させます。ぬるめの湯で入浴し、やわらかいタオルや素手で優しく洗いましょう。かゆみが続く場合は、がまんできずに、つい掻きむしってしまうことがあります。掻くことで皮膚が傷つき、かゆみを誘発、増強させることになります。爪は短く切りましょう。かゆい場所は爪の背側でなでたり、冷やしたりすることも有効です。また、乾燥を防いでうるおいを保つため、保湿剤や保湿クリームを使用しましょう。保湿剤は塗ったあとにティッシュが剥がれ落ちないくらい塗ることが望ましいです。また入浴後は、皮膚からの水分蒸発を防ぐためなるべく早く塗りましょう。ほかにも、透析不足や、薬剤のアレルギーによってかゆみをひき起こすことがあります。医療スタッフと相談し必要な透析量が確保される透析を行いましょう。

皮膚の構造を知る

スキンケアを行うために、皮膚の構造を知る必要があります。皮膚の表面は平滑ではなく、

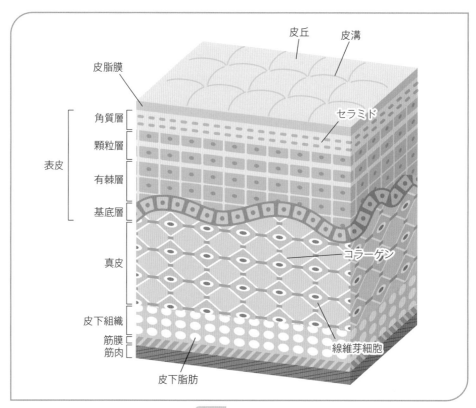

図　皮膚の構造

　多くの細かい溝があります。この溝を皮溝とよびます。皮溝の走行は身体の部位により一定した方向に決まっています。スキンケアで外用薬を塗布する場合は、外用薬を皮溝に沿って塗布します。背部への外用薬は縦方向ではなく横方向に塗るとよいでしょう。

　また、皮膚は表面から順に表皮と真皮、皮下組織に分かれています。表皮はさらに下から順に、基底層、有棘層、顆粒層、角質層と4種に分かれます（図）。表皮は大半が角化細胞です。この細胞は、表皮の最下層にあたる基底層の細胞から発生します。新たにできた角化細胞は表皮の表面に向かってゆっくり移動してきます。皮膚の表面に達した角化細胞は、徐々に剝がれ落ち、下の層から押し上がってくる新しい細胞に置き換わります。表皮の外側の部分である角質層は、基本的に水を通しません。角質層は約10層から成っており、細胞自体は模様となり、その残骸が垢です。垢は、入浴などで自然に脱落します。

　真皮はコラーゲンを含む厚い組織で、表皮の約40倍の厚さがあります。真皮の細胞成分の一つに肥満細胞があります。肥満細胞は、体重増加の肥満とは関係ありません。ヒスタミンやヘパリンなどの化学伝達物質を多量に含み、おもにⅠ型アレルギー反応に関与する細胞です。

それ以外に真皮の組織修復などにも関与しています。

スキンケアと石けん

　日本褥瘡学会によると、スキンケアとは「皮膚の生理機能を良好に維持する、あるいは向上させるために行うケアの総称」[1]とあり、「具体的には、皮膚から刺激物、異物、感染源などを取り除く洗浄、皮膚と刺激物、異物、感染源などを遮断したり、皮膚への高光熱刺激や物理的刺激を小さくしたりする被覆、角質層の水分を保持する保湿、皮膚の浸軟を防ぐ水分の除去などをいう」[1]とあります。適切なスキンケアを行い、皮膚を保護することはかゆみへの対策として重要です。

　皮膚は外界からの侵入を防いでいます。皮膚表面のpHは角層表面の脂質膜の存在により弱酸性に保たれています。スキンケアで問題となるのは、皮膚の洗浄方法です。日ごろ何気なく石けんを使っていますが、石けんのpHはアルカリ性であり、皮膚表面のpHを大きく変動させます。通常の健康な皮膚では、石けんを使用した後にアルカリ性に傾いたとしても、すみやかに弱酸性に戻ります。透析患者や高齢者の皮膚は、もともとアルカリ性に傾いています。皮脂などが少ないため、石けんで洗浄した場合、弱酸性に戻りにくくなっています。石けんを使用した後は十分なすすぎと洗浄後に保湿剤を使用することが大切です。

透析患者のかゆみの原因

　透析患者のかゆみの原因としていちばんに考えられるのはドライスキンです[2,3]。通常、表皮の角質層は角質細胞の隙間を角質細胞間脂質が埋めて、隙間のない構造になっています。この角質細胞間脂質が皮膚の水分バリア機能を担っています。角質細胞間脂質が減少すると隙間だらけの状態（ドライスキン）となります。さらに透析患者では汗腺の萎縮を認めます。そのため発汗量が低下し、皮膚の水分保持能が低下してドライスキンとなります。ドライスキンとなると、外界からの刺激物質やアレルゲンに対し敏感となり、スキントラブルが発生します。

　ほかに、かゆみは慢性腎不全による尿毒素の蓄積が原因となる場合もあります。これは皮膚に分布する末梢神経上の受容体ではなく、脊髄や脳などの中枢側にある神経細胞の受容体に直接作用することで起こってくるかゆみです。透析患者では、かゆみをひき起こすμ受容体に結合するβエンドルフィンという物質が増加しています。一方、かゆみを抑制するκ受容体に結合する物質が十分でないため、μ受容体が強くなり、かゆみをひき起こします。つまり、かゆみの誘発と抑制のバランスがくずれ、誘発が優位になることにより起こります。

また、かゆみの原因として、ヒスタミンによるかゆみと、ヒスタミン以外の物質によるかゆみがあります。アレルギー物質などの原因によるかゆみはヒスタミンによるかゆみで、透析はヒスタミン以外の物質によるかゆみといわれています。皮膚に存在する肥満細胞から分泌されるヒスタミンが、痛みやかゆみを知覚すると知覚神経に作用し、その刺激が脳に伝えられ、かゆみを感じます。その刺激は神経の末端にも伝えられ、神経ペプチドとよばれる神経伝達物質を放出させ、これがまた肥満細胞を刺激し、さらにヒスタミンなどを分泌させます。これは末梢性のかゆみといわれています。ヒスタミン以外では、炎症性サイトカインやプロテアーゼなどがかゆみの原因といわれています。

　さらに、高齢者や透析患者は多種類の薬剤を服用していることが多く、かゆみの原因を特定できない場合に薬剤の可能性も考慮する必要があります。ほかにもリンを含んだ尿毒素の蓄積や、ダイアライザ、抗凝固薬を含めた注射液、経口薬に対するアレルギーでもかゆみを生じることがあります。

　透析患者のかゆみは、生体適合性のよいダイアライザを選択したり、血中カルシウムやリンをコントロールすることも重要であり、適正な透析を行うことが基本です。

 透析患者のかゆみの予防・ケア

1）かゆみの誘因を避ける

　衣類では毛、化学繊維はかゆみを誘発します。電気毛布、電気こたつ、室内の高温・低湿を避け、暖房する際には加湿を心がけます。

2）皮膚の清潔

　石けんは弱酸性のものを使い、よく泡立てます。その泡で皮膚を包み込むように手のひらでやさしく洗うように患者に伝えます。ナイロンタオルやタオルでごしごし擦ることは、皮脂や角質を過剰に除去するおそれがあるため避けます。入浴の温度は39℃程度のぬるめにします。

3）保湿

　保湿剤は入浴直後の皮膚に吸収された水分が蒸発しないうちに塗布し、皮膚に水分がとどまるようにします。皮膚がしっとりしているうちに保湿剤を塗り、皮膚の乾燥を防ぐことを習慣とするように伝えましょう。

4）掻爬予防

　掻爬は皮膚損傷に二次感染をまねくほか、末梢神経の損傷によりさらに掻爬欲が高まり、悪循環を招きます。爪は短くして、爪やすりでととのえるようにします。

5) 透析条件

　透析時間、ダイアライザ、透析液などが原因でかゆみをひき起こしている場合があります。透析不足によるかゆみが考えられる場合は、透析条件について検討したほうがよいでしょう。

🌿 患者が安心感を得られるような支援を

　「掻くとさらかゆくなりますよ」と伝えるだけでは掻爬予防には結びつきにくいものです。かゆみの強い患者に「掻いてはいけない」と安易に伝えるだけではなく、患者のかゆみのつらさを傾聴し、患者が安心感を得られるような支援を行いましょう。とくに透析患者は4時間の透析中は体を自由に動かすことができません。穿刺針が抜けないように固定するテープ、抜去した後に貼るブラッドバンも皮膚への刺激となる場合があります。いつかゆいのか、かゆみの状態、部位、皮膚の状態、湿疹の有無なども観察しましょう。透析中のかゆみに対しては透析液の温度を低めに設定することも有効です。

🍃 **引用・参考文献** 🍃

1）日本褥瘡学会用語集検討委員会. 日本褥瘡学会で使用する用語の定義・解説：用語集検討委員会報告 1. 日本褥瘡学会誌. 9（2）, 2007, 228-31.
2）内藤亜由美ほか編. 病態・処置別スキントラブルケアガイド. 東京, 学研メディカル秀潤社, 2008, 152p, (Nursing Mook, 46).
3）川島眞. 透析患者にみられる皮膚症状. 腎と透析. 75（2）, 2013, 275-81.

第5章　セルフケア

第 6 章

そのほか

Q26 透析は1ヵ月にどれくらい費用がかかるの？ 患者本人の負担はどのくらいなの？

社会医療法人名古屋記念財団新生会第一病院 在宅透析教育センター 主任／腎臓病療養指導士／慢性腎臓病療養指導看護師
門嶋洋子 かどしま・ひろこ

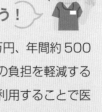

患者にはこう答えよう！

　通院での血液透析（HD）では、患者さん一人につき1ヵ月約40万円、年間約500万円という高額の医療費がかかっています。高額な医療費の患者さんの負担を軽減するために、身体障害者手帳取得の手続きを行うなど、さまざまな制度を利用することで医療費の患者負担は最大0円にまで減らすことができます。透析をしながらの社会生活は経済面への影響がありますが、医療ソーシャルワーカー（MSW）などに相談し、自身に応じた制度を利用して透析生活を送りましょう。

日本の医療費のしくみ

　日本国民は社会保険、国民健康保険または後期高齢者医療制度のいずれかに加入しています。加入している保険者に保険料を納めることで、医療が必要なときは医療機関に保険証を提示し、医療費の1割から3割に相当する、年齢や所得に応じた負担額を支払うことで医療を受けられます。この医療費は、健康保険法などに定められた診療報酬点数表に基づき1点10円で計算されます。この診療報酬点数表は2年ごとに改定があり、ルールが変更になりますが、透析に関する診療報酬は年々ひき下げられているのが現状です。直近では、2022年4月に診療報酬改定がありました。本稿では、それをもとに、①通院HD月13回の場合、②在宅血液透析（HHD）の場合、③腹膜透析（PD）の場合の3つについて説明します。

表 「人工腎臓」の加算項目と点数（文献 1 を参考に作成）

加算項目	点数	算定条件
時間外・休日加算	380 点	17 時以降に透析開始、もしくは 21 時以降に透析終了した場合。または休日に行った場合
導入期加算	200・400・800 点	腎代替療法について患者への説明実施を行っている場合。腹膜透析・腎移植の実績に応じた施設基準により点数が異なる
障害者等加算	140 点	患者の状態に応じる、または人工腎臓が困難なもの
透析液水質確保加算	10 点	施設基準を満たした場合
下肢末梢動脈疾患指導管理加算	100 点	下肢末梢動脈疾患の重症度などを評価し、療養上必要な指導管理を行った場合。月 1 回
長時間加算	150 点	6 時間以上の人工腎臓を行った場合
慢性維持透析濾過加算	50 点	透析液から分離作製した置換液を用いた血液透析濾過を行う場合
透析時運動指導等加算	75 点	HD 中に連続した 20 分以上患者の療養上必要な指導を実施した場合。90 日を限度
腎代替療法実績加算	100 点	導入期加算の施設基準 2・3 を満たした場合

通院 HD（月 13 回）の費用について

　透析は処置料の「人工腎臓」で算定します。人工腎臓は医療機関の規模や効率性などを踏まえた評価による施設基準や透析時間によって点数が異なります。また人工腎臓の算定は月の透析回数に制限があります。さらに、人工腎臓には一定の条件を満たす場合、さまざまな加算が算定できる場合があります（表）[1]。再診料、人工腎臓、ダイアライザ、慢性維持透析患者外来医学管理料のほか、加算や注射料、処方料などを合わせると 1 ヵ月の医療費は約 40 万円となります。

在宅血液透析（HHD）の費用について

　受診時の再診料、外来管理加算、在宅血液透析指導管理料、透析液供給装置加算、慢性維持透析患者外来医学管理料、在宅療養指導料に加えて薬剤（透析液など）や材料（ダイアライザなど）、処方料を合わせて 1 ヵ月の医療費は 30 〜 35 万円となります。また、医療費とは別に水道光熱費、透析材料の配送料などが患者負担となります。

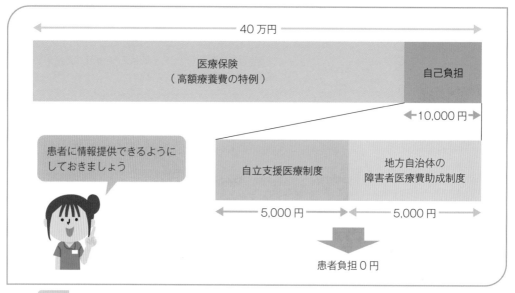

図 透析の医療費助成のしくみ（65歳未満の市町村民税額33,000円未満の課税世帯の場合）
（文献3を参考に作成）

腹膜透析（PD）の費用について

PDには、連続携行式腹膜透析（CAPD）と自動腹膜透析（APD）があります。受診時の再診料、外来管理加算、在宅自己腹膜灌流指導管理料、紫外線殺菌器加算に加えて、薬剤（腹膜透析液）や材料（PD交換時に使用する物品など）、処方料などのほか、APDの場合は自動腹膜灌流装置加算、遠隔モニタリングを実施した場合は遠隔モニタリング加算が、また導入から14日間は導入期加算が加わり、1ヵ月の医療費は30〜50万円となります。

医療費の公的助成制度

透析をすることで、1ヵ月に約40万円程度の医療費がかかります。1967年10月以前までは、透析は全額自己負担で行っていました。1967年10月から医療保険が適用されるようになり、1972年には更生医療が適用、1973年には高額療養費制度が新設、1984年には長期高額療養費制度が新設、2006年には高額所得者の限度額が制定されるなどして、現在に至っています。約40万円のうちの1〜3割負担となると、自己負担は約4〜12万円となります。産労総合研究所によると、2022年度の初任給は大学卒で約21万円、高校卒で約17万円となっており[2]、透析をすることが患者・家族の経済面に大きく影響することがわかると思います。

この1～3割負担分をさらに軽減する公的助成制度について紹介します。

1）特定疾病療養受療制度

　長期かつ高額な治療を要する病気の場合、高額療養費の自己負担限度額を所得に応じて月額1～2万円（外来・入院・薬局などそれぞれで）を上限としたものです。

2）自立支援医療（更生医療）制度

　透析医療の自己負担分を世帯所得に応じて軽減するものです。

3）障害者医療費助成制度

　各都道府県、市町村が独自で医療費の自己負担分を助成するものです。

　2）～3）の制度を利用するには身体障害者手帳の交付を受けることが必要です。図は1）～3）の制度を利用した場合の医療費助成のしくみを表したものです[3]。

患者本人の負担

　このように透析の医療費は高額ですが、公的助成制度を使用することで患者の自己負担は軽減されます。身体障害者手帳を取得したうえで、制度が使用できるようになっています。手帳は自動的に取得できるわけではなく、申請が必要です。必須ではありませんが、多くの人が透析をしながらの社会生活が経済的な面に影響するのを緩和するために手帳を取得しています。これらの相談窓口はMSWや、MSWが不在の場合は医療事務などが住んでいる地域の行政窓口となります。患者・家族への情報提供の一つとして知識をもっておきましょう。

🍃 引用・参考文献 🍃

1）厚生労働省. 令和4年度診療報酬改定について. （https://www.mhlw.go.jp/stf/seisakunitsuite/bunya/0000188411_00037.html, 2022年10月閲覧）.
2）産労総合研究所. 2022年度 決定初任給調査. （https://www.e-sanro.net/research/research_jinji/chinginseido/shoninkyu/pr2207.html, 2022年10月閲覧）.
3）全国腎臓病協議会. 透析治療にかかる費用. （https://www.zjk.or.jp/kidney-disease/expense/dialysis/, 2022年10月閲覧）.

第6章　そのほか

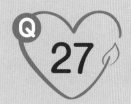

Q27 透析治療を受けていても、妊娠・出産はできるの？

岡崎市民病院 看護局 透析看護認定看護師／腎代替療法専門指導士 **星井英里** ほしい・えり

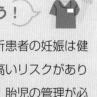

患者にはこう答えよう！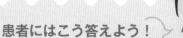

　透析治療を受けていても、妊娠・出産はできます。しかし、維持透析患者の妊娠は健常人と比較して生児を得る確率が低く、早産・低出生体重児の頻度が高いリスクがあります。また、透析の管理と並行して産科・小児科スタッフによる母体・胎児の管理が必要であり、母体胎児集中治療室（MFICU）設備のある病院への転院が必要となります。まずは維持透析を受けている施設のスタッフと相談してみましょう。

妊娠が腎臓に及ぼす生理的な影響

　維持透析患者の高齢化により、妊娠・出産適齢期の女性患者の割合が減ってきています（表1）[1]。みなさんの透析施設では患者に妊娠の希望を確認していますか？ 正常な妊娠においても、さまざまな要因により腎の構造や機能、血行動態の変化がみられます（表2）。

出産までの管理

　透析メニューや転院調整などを踏まえて計画的な妊娠が望ましいです。妊娠・出産を希望する透析患者は、自身が通院している施設のスタッフに希望を伝え、必要に応じて MFICU 設備のある病院へ紹介してもらうことになります。妊娠20週を超えると母体・胎児へのリスクが高まることから、入院しての管理が必要となります。入院後は週3回透析から週5〜6回の頻

表1 慢性透析患者における妊娠・出産適齢期女性の割合（文献1を参考に作成）

年齢（歳）	人数（人）	割合（％）
20～24	69	0.1
25～29	171	0.2
30～34	371	0.3
35～39	878	0.8
40～44	1,743	1.5

表2 妊娠による腎臓などへの影響

● 腎のサイズの変化
● 腎血漿流量、糸球体濾過量の変化
● 循環血漿量、血圧の変化

表3 降圧薬の調整

降圧薬内服下で挙児を希望される場合に推奨される降圧薬	禁忌薬
● メチルドパ ● ラベタロール塩酸塩 ● ヒドララジン塩酸塩 ● ニフェジピン ● アムロジピン ※それぞれ単剤使用	● アンジオテンシン変換酵素（ACE）阻害薬 ● アンジオテンシンⅡ受容体拮抗薬（ARB） ※胎児毒性が明らか

回透析に変更となります。週あたりの透析時間を増やすことで、腎機能の値がより正常に近づき、胎児生存率の向上につながります。透析回数を増やすとアルブミン喪失量も増加しますが、食事などでたんぱく質を補う必要があります。心胸比（CTR）によるドライウエイトの評価ができなくなるため、ヒト心房性ナトリウム利尿ペプチド（hANP）などの血液検査値や胎児の推定体重などで評価します。

　また、緊急出産に備えて抗凝固薬はナファモスタットメシル酸塩や低分子ヘパリンなどを使用します。透析中も出血の有無を観察します。降圧薬についても調整が必要です（**表3**）。

　透析中は安楽な体位を工夫し、胎児への循環不全を防ぐために血圧低下を起こさないように留意します。ベッド位置は感染症患者とは距離をおき、精神的にもくつろげるような環境にします。

　産科病棟看護師もしくは助産師と情報交換を密にし、胎児の推定体重（エコーで評価可能）などの情報を透析前に得られるよう調整します。

出産後の管理

　出産後は週3回の透析に戻ります。また、出産翌日もしくは翌々日には透析をしなければならず、帝王切開の場合は創部痛を抱えて移動するため、援助が必要です。ドライウエイトは新生児と胎盤と羊水を差し引いて新たに設定し直します。

　患者自身が退院しても、児は新生児特定集中治療室（NICU）などで入院生活を続ける場合が多いです。もともとの維持透析施設が遠方の場合は、引き続き出産した施設での透析を継続することになります。また、合併症を抱えている児も少なくないため、母親に対する精神的援助も必要となります。面会後の様子を観察し、不安を表出しやすい環境づくりをすることも大切です。

　バスキュラーアクセス側の腕で児を抱くことのないよう、出産前から練習をしておきましょう。週3回の透析中に児を預けられる環境の確認も必要です。

 ## 腹膜透析患者の妊娠・出産

　腹膜透析（PD）中の患者は胎児の成長に伴い、腹腔内のスペースをあけるために一時的に血液透析（HD）に移行する必要があります。PD液は貯留せずに毎日洗浄を行います。出産後は経腟分娩の場合はすぐに、帝王切開の場合は創部の状態によりますが、いずれはPDを再開することができます。出産前後は出口部消毒など自身によるケアが困難になる場合があるため、スタッフの援助が必要となります。筆者が勤務していた前施設では、PD外来の看護師がMFICUに出向いて出口部消毒や腹腔洗浄などの処置を行っていました。

 ## 腎移植患者の妊娠・出産

　腎移植患者の妊娠・出産は、透析患者よりもリスクは低いといわれています。妊娠週数も胎児成長も健常人とほぼ同等です。腎臓移植後2年（生体腎移植では1年）後からの妊娠が推奨されています。免疫抑制薬（表4）や降圧薬の調整のために医師と相談し、計画的な妊娠・出産が望ましいです。

 ## 妊娠・出産を希望される透析患者を支えたい！

　最後に筆者の経験を紹介します。

表4　免疫抑制薬の調整

妊娠中・授乳期において使用可能な免疫抑制薬	催奇形性のある免疫抑制薬
●副腎皮質ホルモン薬 ●シクロスポリン ●タクロリムス ●アザチオプリン	●ミゾリビン ●ミコフェノール酸モフェチル（MMF） ※シクロフォスファミドは量と年齢により妊孕性への影響があるため、妊娠可能な女性への使用は控えたほうが望ましいとされる

　腎臓内科病棟で担当した患者が外来透析前に病棟を訪ねて来られました。うれしそうに「聞いて！ 妊娠したの！」と報告してくれました。維持透析を開始してまだ半年で、シャントトラブルをくり返していた患者の突然の報告に驚きましたが、「おめでとう！ よかったね！」と答えることができました。後々、患者は「あのとき、一緒に喜んでもらえたおかげで、たいへんだった透析をしながらの妊娠・出産を乗り越えることができた」と話していました。また、帝王切開翌日に創部痛も癒えないまま透析室に訪れた患者を、スタッフ一同「出産おめでとうございます」と出迎えました。うれしそうにされていたことをいまでも覚えています。

　医師からリスクを説明されながらも、妊娠・出産を希望される透析患者は大きな不安を抱えています。悩みを聞くだけでなく一緒に喜びを分かち合える看護師でありたいと心から思いました。

引用・参考文献

1) 日本透析医学会. わが国の慢性透析療法の現況（2021年12月31日現在）. 日本透析医学会雑誌. 55（12）, 2022, 665-723.
2) 日本腎臓学会編. 腎疾患患者の妊娠：診療の手引き. 東京, 東京医学社, 2007, 122p.
3) 特集：腎臓病のすべて. 医学のあゆみ. 249（9）, 2014, 733-1009.
4) 日本腎臓学会学術委員会 腎疾患患者の妊娠：診療の手引き改訂委員会編. 腎疾患患者の妊娠：診療ガイドライン 2017. 東京, 診断と治療社, 2017, 80p.
5) 上月正博. 腎臓リハビリテーション. 東京, 医歯薬出版, 2012, 508p.

第6章

そのほか

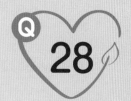

Q28 日本ではどうして腎移植が あまり行われないの？

岡崎市民病院 看護局 透析看護認定看護師／腎代替療法専門指導士 **星井英里** ほしい・えり

患者にはこう答えよう！

　日本で腎移植の件数が少ないのは圧倒的に腎臓の提供が少ないからです。なぜ腎臓の提供が少ないかについてはさまざまな理由があります。まずお尋ねします。あなたの周囲の方は「臓器提供」についての意思表示をされていますか？ あなたは透析になる前（慢性腎臓病と診断がつく前）に臓器提供意思表示カードを持っていましたか？ 持っていなかったとしたらなぜですか？ そこに理由の一つがあるかもしれませんね。

 ## 透析患者の高齢化

　厚生労働省の人口動態の報告[1]によると、わが国における 2022 年の日本人の死因の第 1 位は悪性新生物、第 2 位は心疾患、第 3 位は老衰と、日本人の高齢化が伺える結果となっています（10 〜 39 歳の死因第 1 位が自殺といういたたまれない現状もありますが……）。もしも、臓器提供の意思を表示されていたとしても、高齢者から摘出された臓器は移植可能でしょうか。

 ## 日本の臓器移植の歴史

　1997 年に臓器移植法が施行され、脳死下での臓器提供が可能となりました。それ以前から日本人などが諸外国に出向いて移植手術をする「移植ツーリズム」が大きな問題となりまし

た。筆者も、当時「米国なら500〜700万円、中国やアジアなら200〜300万円で腎臓が手に入る」という患者同士の会話を耳にしたり、病院敷地外の電柱に貼られた「腎臓売ります」という怪しげな紙をスタッフで剥がしたりしたことは鮮明に覚えています。その後、2008年に渡航移植を禁じたイスタンブール宣言※が発出されました。

1）脳死下での提供可能な臓器・組織

心臓、肺、肝臓、腎臓、膵臓、小腸、眼球、そのほか（心臓弁・血管、骨、皮膚、膵島など）。脳死とは、脳全体の機能が停止し、もとに戻らない状態です。日本では臓器提供時に限って脳死＝死と認められます（つまり臓器提供が行われない場合は死と認められないということ）。これも脳死判定を困難にさせているといえます。

2）心停止下での提供可能な臓器・組織

腎臓、膵臓、眼球、そのほか（心臓弁・血管、骨、皮膚、膵島など）。

🫀 生体腎移植と献腎移植の違い

1）生体腎移植

6親等以内の親族または3親等以内の姻族に限られます（図1）。

2）献腎移植

●登録

日本臓器移植ネットワークへの登録料として、新規登録料30,000円、年1回の登録更新料5,000円が必要です（初回登録日から1年を過ぎた人が対象）。住民税非課税の場合には無料となります。

●レシピエントの優先順位

レシピエントの優先順位は表1[2]のとおりです。

3）献腎移植希望者の登録数と実際の手術件数

献腎移植希望者の登録数は2023年12月末時点で14,330名です（膵腎同時や肝腎同時も含まれる）。2022年のデータで脳死下臓器提供数は93件、心停止下後腎臓提供数は15件の計108件です[2]。

※イスタンブール宣言：移植の恩恵は、世界中の貧しく弱い立場にある人たちに危害をもたらす非倫理的行為や搾取的な行為に依存することなく、最大化され、公平に、それを必要とする人々に分配されなければならないという、臓器提供や臓器移植の専門家と関連分野の同士たちの決意を表明するものである。臓器移植を目的にした移植ツーリズムに対する警告。

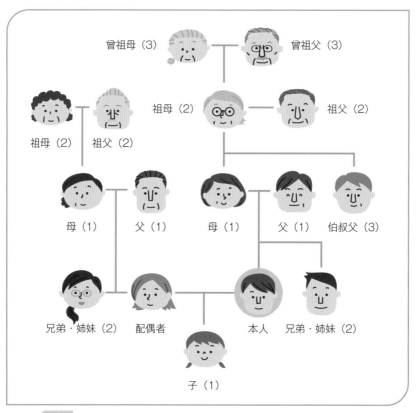

図1 生体腎移植が可能な親族（6親等以内の血族、3親等以内の姻族）

表1 レシピエントの優先順位（文献2より一部抜粋）

優先順位：4項目の合計ポイントが高い順

1. 提供施設と移植施設の所在地
　　同一都道府県内　　12点
　　同一ブロック内　　6点

2. HLAミスマッチ数の少なさ
　ミスマッチ数

DR座	AおよびB座	
0	0	14点
0	1	13点
⋮	⋮	⋮
2	4	0点
		（× 1.15点）

3. 待機日数
　待機日数（N）≦4,014日
　　　待機日数ポイント＝N/365点
　待機日数（N）＞4,014日
　　　待機日数ポイント＝10 ＋ log1.74（N/365-9）点

4. 未成年待機患者
　16歳未満　　　　　　　　14点加算
　16歳以上20歳未満　　　　12点加算

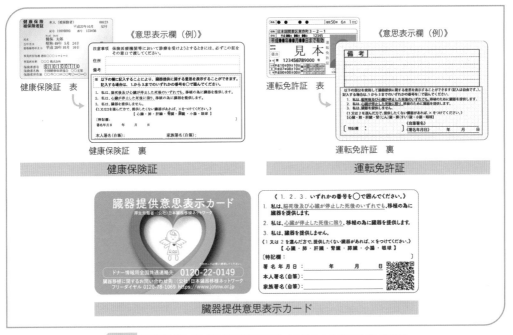

図2 臓器提供に関する意思表示方法（文献2より許可を得て掲載）

表2 登録者内訳（2023年12月31日現在）（文献2より）

意思の内訳	旧登録内容		新登録内容	
	人数（人）	比率（%）	人数（人）	比率（%）
1. 脳死後に提供	408	0.25	131,803	79.36
2. 心停止後に提供	256	0.15	7,058	4.25
1および2	17,716	10.67		
3. 提供しない	322	0.19	8,524	5.13
合計	18,702	11.26	147,385	88.74

4）臓器提供の意思表示について

　健康保険証、運転免許証、マイナンバーカード、臓器提供意思表示カード、臓器移植ネットワークホームページでの登録など、さまざまな手段で臓器提供の意思を示すことができます（図2）[2]。臓器提供意思登録者数は2023年12月31日現在で166,087名です（表2）[2]。

5）脳死判定の困難さ

　脳死下での提供がすすまない理由の一つとして、脳死判定（表3）[2]と臓器提供が可能な「提供病院」が限られていることがあげられます。

表3 脳死判定（文献2より）

法的脳死判定の項目	具体的検査方法	脳内の検査部位と結果
①深い昏睡	顔面への疼痛刺激（ピンで刺激を与えるか、眉毛の下あたりを強く押す）	脳幹（三叉神経）：痛みに対して反応しない。 大脳：痛みを感じない
②瞳孔の散大と固定	瞳孔に光をあてて観察	脳幹：瞳孔が直径4mm以上で、外からの刺激に変化がない
③脳幹反射の消失	のどの刺激（気管内チューブにカテーテルを入れる）	咳きこまない＝咳反射がない
	角膜を綿で刺激	まばたきしない＝角膜反射がない
	耳の中に冷たい水を入れる	眼が動かない＝前庭反射がない
	瞳孔に光をあてる	瞳孔が小さくならない＝対光反射がない
	のどの奥を刺激する	吐き出すような反応がない＝咽頭反射がない
	顔を左右に振る	眼球が動かない＝眼球頭反射がない（人形の目現象）
	顔面に痛みを与える	瞳孔が大きくならない＝毛様脊髄反射がない
④平坦な脳波	脳波の検出	大脳：機能を電気的にもっとも精度を高く測定して脳波が検出されない
⑤自発呼吸の停止	無呼吸テスト（人工呼吸器を外して、一定時間経過観察）	脳幹（呼吸中枢）：自力で呼吸ができない
⑥6時間*以上経過した後の同じ一連の検査（2回目）	上記5種類の検査	状態が変化せず、不可逆的（二度と元に戻らない状態）であることの確認

＊生後12週〜6歳未満の小児は24時間以上

以上の6項目を、必要な知識と経験をもつ移植に無関係な2人以上の医師が行う

6）本人の死生観について

　キリスト教文化圏である欧米では「魂は神と共にあり肉体には残されない」という思想があります。つまり、魂のない肉体にそれほど価値が見出されず、臓器提供に関しても抵抗が少ないといえます。仏教・神道が主な文化圏である日本では「魂は体と共にある」「欠けていては三途の川を渡れない」という思想があります。このような宗教観の違いも日本で臓器移植が少ない理由の一つと考えられます。

7）移植コーディネーターの役割

　移植コーディネーターは、移植医療において提供者（ドナー）と移植者（レシピエント）を調整する仕事です。移植には「組織移植」「骨髄移植」「死体移植」「生体移植」といった分類が

あり、たとえば臓器移植において臓器提供病院に出向く「移植コーディネーター」は、ドナー評価、家族への説明、承諾書作成、ドナー管理、臓器摘出計画、臓器運搬、移植の立ち会い、ドナー施設や家族への報告を行います。臓器提供のためには移植コーディネーターの果たす役割は大きいといえます。

8）腎代替療法選択説明時に心がけていること

　血液透析、腹膜透析とともに腎臓移植の説明も行っています。年齢的に「どうかな……」と思う高齢者に対しても情報提供は必要であると考えます。決めるのは本人と家族です。

 ## 移植についての考え方

　筆者が腎代替療法選択外来で血液透析、腹膜透析、腎臓移植について説明していたときに、患者が「移植については……、私なりの考えがあって……、希望はしません」と言われました。そのときの表情がとても気になったのですが、初対面ということもあり、くわしく聞くことができませんでした。症状や日常生活、透析療法の詳細を説明していくなかで、タイミングをみて「先ほどの移植についてのお話ですが、もしよかったらお聞かせ願えませんか？」と尋ねました。患者は「こんな病気になる前は、移植してまで生きなくてもよいのに……とか、私の臓器は提供したくないと思っていたの。でも、実際に透析を目前にしたら誰か提供してくれないかしらって思っている自分に気づいたの。本当に勝手よね。だから移植は希望できません」と話してくれました。同席していた家族は「家族はじめ親族みんな糖尿病を抱えています。家族から提供はむずかしいのですが……」と涙を浮かべていました。みなさんならどのような言葉がけをされますか？

引用・参考文献

1）厚生労働省. 令和4年（2022）人口動態統計月報年計（概数）の概況. (https://www.mhlw.go.jp/toukei/saikin/hw/jinkou/geppo/nengai22/dl/gaikyouR4.pdf, 2023年12月閲覧).
2）日本臓器移植ネットワークホームページ. (https://www.jotnw.or.jp/, 2024年1月閲覧).
3）日本移植学会. 移植登録・臓器提供・ガイドライン・マニュアル. (http://www.asas.or.jp/jst/pro/guideline/, 2023年12月閲覧).
4）日本臨床腎移植学会. ガイドライン. (https://www.jscrt.jp/guideline/, 2023年12月閲覧).
5）望月保志ほか. わが国における献腎移植の現状と課題：献腎移植, 明日への挑戦. 西日本泌尿器科. 81 (3), 2019, 321-7.
6）野島道生ほか. 臓器提供増加のため移植医ができること：提供医から移植医への提言. 日本臨床腎移植学会雑誌. 6 (1), 2018, 48-51.
7）瀬岡吉彦. 宗教家の考える移植と人工臓器：特に真言密教の立場から死体腎移植を考える. 成人病と生活習慣病. 37 (12), 2007, 1327-31.
8）神野哲夫. 献腎移植と意思確認のあり方. 医学のあゆみ. 196 (13), 2001, 1121-3.

Q29 インフルエンザにかかったときも透析室に行っていいの？

特定医療法人衆済会増子記念病院 看護部 透析看護認定看護師 **近藤弥生** こんどう・やよい

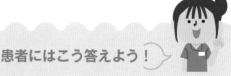

患者にはこう答えよう！

インフルエンザにかかっても、透析治療は受けることができます。「インフルエンザかも？」と思ったら、透析施設に連絡を入れ、早めに診断を受けて治療を開始しましょう。周囲への感染を広げないためにも、手洗いの励行、マスクの着用などの対策が必要です。透析室では多くの患者が同じ部屋で治療を受けているので、ほかの患者への配慮が必要となります。透析施設から指示があった方法（別室対応、透析時間帯をずらす、パーテーションで周囲と遮るなど）で透析治療を行います。

透析患者はインフルエンザのハイリスク群

インフルエンザにかかっても透析治療は受けることができますが、いつもの受診とは異なり、注意しなければならないことがあります。

透析患者は、腎臓に持病があることに加えて、高齢者や糖尿病を合併している場合があります。免疫力や体力、抵抗力の低下、栄養状態の不良などから健常人に比べてインフルエンザにかかりやすく、重症化しやすい傾向にあります。また、透析患者のインフルエンザによる死亡リスクは、健常人の3倍ともいわれています[1]。そのため、インフルエンザの流行時には、アウトブレイクの発生を考慮して、特別な対策を行う必要があります。

インフルエンザの感染拡大のための対策

透析は、集団で長時間にわたり透析治療を行います。さらに、インフルエンザにかかった後も通院透析を継続する必要があります。そのため、つねにインフルエンザの流行状況には注意を払い、集団感染を防ぐために早期発見が重要になります[1]。

1）透析施設における対応

インフルエンザは飛沫感染と接触感染が主体と考えられています。手指衛生、咳エチケットの順守、患者・家族への適切な説明を行います。

早期発見のため、インフルエンザ流行期の発熱などインフルエンザが疑わしい場合には、透析を行う前に診察の必要があります。インフルエンザの可能性があれば、必要に応じて隔離などの対策を講じて透析を行います。インフルエンザ感染患者に透析を行う場合は、ほかの患者への伝播を防ぐことがもっとも重要です。個室で透析を行うか、ほかの患者と時間をずらすか、あるいは空間的に隔離して透析を行います。そのいずれも不可能な場合には、隣のベッドとの間にパーテーションを置き、透析を行います。換気が不十分な狭い部屋では空気感染することもあるため、部屋の換気も十分に行います。多数のインフルエンザ患者が発生した場合には、インフルエンザ患者を集めて透析する（コホーティング）などの対応も考えます。

感染患者にはマスクの着用と手洗いを励行させ、医療スタッフもマスク着用と手指衛生を徹底します。透析終了後は患者が使用したベッドのシーツ交換を行い、床頭台、ドアノブなどのベッド周囲の環境をととのえ、通常以上に念入りに消毒を行います。

医療スタッフのワクチン接種は、スタッフによる透析患者へのインフルエンザの伝播を防ぐ意味で重要です。ワクチン接種後、抗体が産生されるまで約2週間を要します。そのため、流行期前には患者、医療スタッフともにワクチン接種を勧めます。

2）抗インフルエンザ薬の予防投与

インフルエンザを発症した患者に接触した場合、抗インフルエンザ薬の予防投与を行うことがあります[1]。インフルエンザ感染後の症状がない潜伏期間中でも、発症1日前から感染力があると考えられています。そのため、予防投与はできるだけ早い時期から開始します。抗インフルエンザ薬の予防投与は保険適用ではなく、自己負担になります。予防投与を行っていても発症することがあるため、注意深く経過を観察することが必要です。

3）罹患時の抗インフルエンザ薬投与

免疫機能の低下している透析患者では、インフルエンザが陽性の場合だけでなく、陰性の場合でも、臨床症状からインフルエンザと診断された際には、抗インフルエンザ薬の投与が勧められます[1]。抗インフルエンザ薬のなかには腎臓排泄の薬剤もあり、腎機能を考慮する必要が

| 表 | インフルエンザ予防における患者指導 |

表 インフルエンザ予防における患者指導

●外出し、帰宅したら手洗い、うがいを行う
●感染症がはやっている時期は、人混みへの外出は控える
●外出時はマスクを着用する
●食事指導に沿った内容で栄養素をまんべんなく摂取する
●十分な睡眠をとって体調をととのえる
●必要な透析治療を受ける
●主治医と相談して、インフルエンザワクチンを接種する

あります。患者・家族にも服用方法をわかりやすく説明しましょう。

インフルエンザにかからないための予防対策

　インフルエンザにかからないように予防することも大切です。透析患者は、透析治療を受けるために週に数日は外出しなければなりません。また、多くの透析患者と同室で長時間過ごすこととなり、感染しやすい環境におかれる機会が多くなります。そのため、インフルエンザにかからないための基本的な予防対策を患者に指導しましょう（表）。

透析患者へのインフルエンザワクチンの推奨

　透析患者においてインフルエンザワクチン接種は副作用も少なく、一般の人と同様に高い効果が得られ、予防には有効といわれています[1]。インフルエンザ流行前には接種することが勧められます。さらに、免疫力が低下した透析患者では、インフルエンザに細菌性肺炎が合併しやすく、予後不良の原因にもなります。インフルエンザワクチンとともに肺炎球菌ワクチンの接種も有効です[1]。

🌷 **引用・参考文献** 🌷

1） 日本透析医会「透析施設における標準的な透析操作と感染予防に関するガイドライン」改訂に向けたワーキンググループ. "各種感染症患者に対する感染予防とその治療：インフルエンザ". 透析施設における標準的な透析操作と感染予防に関するガイドライン（五訂版）. 東京, 日本透析医会, 2020, 129-36.

Q30 透析をやめたらどうなるの？

特定医療法人衆済会増子記念病院 看護部 透析看護認定看護師　近藤弥生 こんどう・やよい

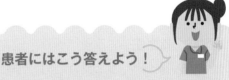

患者にはこう答えよう！

　透析をやめると、いままで透析で除去されていた水分が体の中にたまり、全身に浮腫（むくみ）が生じます。心臓や肺に水がたまって心不全や肺水腫を起こし、呼吸困難に陥ります。また、高カリウム血症を生じ、致死性不整脈や心停止を来すこともあります。さらに、尿毒素もたまっていき、吐き気、嘔吐、イライラ感、体のだるさ、頭痛、不眠、意識障害など多様な症状が現れます。透析治療を途中でやめるということは、個人差もありますが、数日から数週間での死を意味します。

「透析」とともに生きること

　透析治療は喪失した腎機能を代替する治療法です。移植を行わない限り、ずっと続けなければなりません。患者にとって「透析」とともに生きていくことは、それだけでさまざまな心理的・精神的なストレスになっています。「透析をやめたい」と思っていても不思議ではありません。「透析をやめたらどうなるの？」と患者が聞いてきたときは、何を思って聞いたのかなど、思いを聴き出すことが必要です。患者の事情によっては、日本透析医学会の「透析の開始と継続に関する意思決定プロセスについての提言」[1] に沿って対応する必要があり、透析を中断した後に、緩和ケアが必要になることもあります。患者家族へは看取りも含めて支援します。

　また、透析治療を途中でやめるということは、さまざまな症状が出現します。個人差もありますが、数日から数週間での死を意味します。

🌷 透析中止により起こる症状 [2]

1）浮腫出現、体重増加

　水・ナトリウムが体内にたまり、「夕方になると足がむくむ」「靴下（ゴム）の跡が残る」など、浮腫が出現し、体重が増加します。腎障害によって生じる浮腫（腎性浮腫）は顔面、眼瞼や手指、下肢など全身に出現します。なお、腎性浮腫では圧迫によりへこむ圧痕性浮腫（pitting edema）がみられます（圧痕の戻りが40秒を超える slow edema）。

2）息苦しさ、湿性咳嗽、呼吸困難感

　体液過剰の状態が続くと、息苦しさや湿性の咳嗽がみられます。横になっていられない状態になり、呼吸困難感が出現します。やがて肺水腫、うっ血性心不全などの合併症を起こし、生命の危機にさらされることになります。

3）頭痛、高血圧

　体液過剰の影響や、レニン - アルドステロン系の亢進などにより血圧が上がります。頭痛や頭重感などの症状がみられ、高血圧が持続すると腎機能の低下がさらに進行します。

4）疲労感、動作時の息切れ、顔色不良

　エリスロポエチンの産生低下で腎性貧血の状態が続くと、血液中の赤血球が増加せず、酸素運搬能の低下から低酸素状態になります。「いつも体が重い」「だるい」などの疲労感、全身倦怠感、動作時の息切れなどが生じます。低酸素の状態が続くと、代償的に心機能が増悪して顔色不良になります。

5）食欲低下、悪心、嘔吐、全身倦怠感、下痢

　高窒素血症に伴う尿毒症物質によるアシドーシスによって食欲低下が起こります。食欲低下が続くと、さらに高窒素血症が悪化し、つねに悪心が続く状態になります。体液過剰な状態で腸管の浮腫が起こり、下痢が持続します。体力が消耗されて全身倦怠感が増強します。

6）高カリウム血症

　腎機能の低下によりカリウムの排泄ができず、血液中のカリウムが増えることで起こります。細胞膜の興奮性の異常により、筋力の低下や手、足、口唇のしびれが出現します。不整脈の原因となることがあり、重篤な高カリウム血症では、心室細動などの致死性不整脈や心停止を来すこともあります（図1〜4）。

7）精神・神経症状

　尿毒症物質が蓄積して脳内へ移行、蓄積することによって、末梢・中枢神経障害、電解質のバランス異常、アシドーシス、高血圧脳症などが生じ、精神・神経症状が出現します。意識障害を含めた精神・神経障害は、初期の段階では身の置き場のないような倦怠感、筋力の低下、

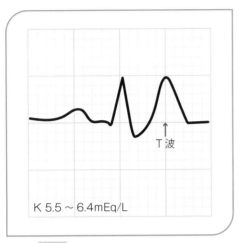

図1 高カリウム血症心電図波形：
テント状T波

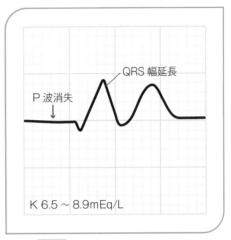

図2 高カリウム血症心電図波形：
P波の消失、QRS幅延長

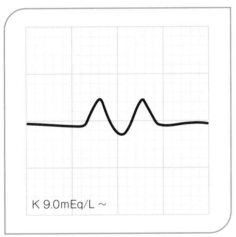

図3 高カリウム血症心電図波形：
QRSとT波の区別が不明瞭

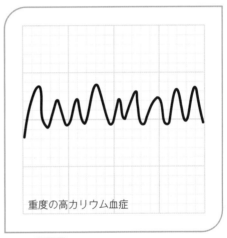

図4 高カリウム血症心電図波形：
心室細動（VF）

頭痛、集中力の低下、不安感、不眠などが生じ、軽微な症状であるため見逃されることもあります。さらに、重篤になると傾眠、痙攣発作、羽ばたき振戦などが出現し、昏迷、昏睡状態に至ります。

8）皮膚症状

透析で除去されていた尿毒症物質の蓄積により、掻痒症や色素沈着を起こしやすくなります。また、浮腫（むくみ）がある皮膚は掻くことで損傷する可能性があります。

9）CKD に伴う骨・ミネラル代謝異常（CKD-MBD）

　腎機能の低下、廃絶により、リン排泄の減少とそれに伴う種々のミネラル代謝異常、骨代謝異常が起こります。また、骨代謝異常（骨回転、骨石灰化、骨量、骨成長、骨強度の異常）のみでなく、血管などの軟部組織の異所性石灰化なども起こります。異所性石灰化を起こすと関節の変形や腫脹を来し、骨痛、関節痛、運動機能障害、骨折、骨格の変形などによる日常生活動作（ADL）の低下につながります。ADL の低下は生命予後に重大な影響を及ぼします。

🌷 透析中止による尿毒症症状の出現

　尿毒症は末期腎不全（ESKD）でみられる全身の臓器障害であり、多様な症状を起こします。尿中への排泄低下などにより、体内に過剰に蓄積して毒性を発揮した物質（尿毒素）が原因で起こります。代表的な尿毒素として、尿素、クレアチニン、たんぱく代謝物質があげられます。

1）尿毒症性肺

　胸部 X 線像で胸水貯留や肺水腫に伴う蝶形像、心陰影の拡大がみられます。尿毒素による肺毛細血管透過性の亢進やナトリウム排泄が低下することなどにより生じます。

2）尿毒症性の心不全

　心エコーで体液貯留などによる心嚢液貯留や左室拡大がみられます。

3）高カリウム血症による心電図異常

　血清カリウム値の異常により心電図の変化が現れます。血清カリウム値 5.5 ～ 6.4mEq/L でテント状 T 波の出現（図 1）、6.5 ～ 8.9mEq/L で P 波の消失（洞調律消失により徐脈を来す）、QRS 幅延長（図 2）、9.0mEq/L ～は QRS と T 波の区別が不明瞭（図 3）になります。さらに血清カリウム濃度が高くなると心室細動（VF、図 4）に移行します。

4）血液異常

　尿毒素による骨髄での造血障害や血小板機能が低下し、皮下出血、鼻出血、歯肉出血などの出血傾向がみられます。

🌿 引用・参考文献 🌿

1） 日本透析医学会. 透析の開始と継続に関する意思決定プロセスについての提言. 日本透析医学会雑誌. 53 (4), 2020, 173-217.
2） 医療情報科学研究所編. "慢性腎臓病（CKD）／末期腎不全（ESKD）". 病気がみえる vol.8：腎・泌尿器. 第 2 版. 東京, メディックメディア, 2019, 210-9.

索引

編者紹介

宮下美子（みやした・よしこ）

社会医療法人名古屋記念財団ホスピーグループ腎透析事業部
統括看護部長／慢性腎臓病療養指導看護師

1983年　信州大学 医療技術短期大学部 看護学科 卒業
2002年　新生会第一病院 在宅透析教育センター師長
2013年　新生会第一病院 看護部長
2018年　日本福祉大学大学院 医療・福祉マネジメント研究科 修了
2020年　現職

本書は、小社刊行の専門誌『透析ケア』29巻1号（2023年1月号）の特集「『なんとなく知っている』を『きちんと説明できる』に変える！ 血液透析のキホンがわかる Q&A22」をまとめて、大幅に加筆・修正し、単行本化したものです。

透析ケア別冊
血液透析のキホンがわかる Q & A 厳選 30
－患者の質問に困ったときにパッと読んでサッと回答！

2024年3月1日発行　第1版第1刷

編　集　宮下 美子
発行者　長谷川 翔
発行所　株式会社メディカ出版
　　　　〒532-8588
　　　　大阪市淀川区宮原3-4-30
　　　　ニッセイ新大阪ビル16F
　　　　https://www.medica.co.jp/
編集担当　西川雅子
装　幀　藤田修三
イラスト　ホンマヨウヘイ
組　版　稲田みゆき
印刷・製本　株式会社シナノ パブリッシング プレス

ISBN978-4-8404-8465-7　　　　　　　　　　Printed and bound in Japan

当社出版物に関する各種お問い合わせ先（受付時間：平日9：00～17：00）
●編集内容については、編集局 06-6398-5048
●ご注文・不良品（乱丁・落丁）については、お客様センター 0120-276-115